河北省科普专项编号21557703K

养护肾脏

从科学营养到健康管理

雷敏　俞丹·主编

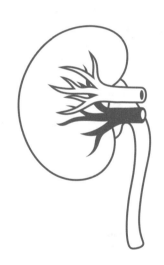

河北科学技术出版社

·石家庄·

主　编：雷　敏　俞　丹

副主编：薛苏娟　李增宁

编　委：白　璐　陈永哲　邸海灵　董钊钊　郭福燕　谷景书

　　　　何　伟　李研研　李希娟　刘志英　申建新　石　芳

　　　　王　恺　王媛媛　杨雅茗　闫　正　张爱敏　张明媚

插　图：张　薇

图书在版编目（ＣＩＰ）数据

养护肾脏：从科学营养到健康管理 / 雷敏，俞丹主编 . —— 石家庄：河北科学技术出版社，2023.6

　　ISBN 978-7-5717-1503-8

　　Ⅰ . ①养… Ⅱ . ①雷… ②俞… Ⅲ . ①肾疾病—防治 Ⅳ . ① R692

　　中国国家版本馆 CIP 数据核字 (2023) 第 076553 号

养护肾脏：从科学营养到健康管理

YANGHU SHENZANG CONG KEXUE YINGYANG DAO JIANKANG GUANLI

雷　敏　俞　丹　主　编

选题策划： 北京兴盛乐书刊发行有限责任公司

责任编辑： 李蔚蔚　徐艳硕

特约编辑： 段会敏

责任校对： 王文静

美术编辑： 张　帆

封面设计： 李爱雪

出　　版：河北科学技术出版社

地　　址：石家庄市友谊北大街 330 号（邮编：050061）

印　　刷：北京天恒嘉业印刷有限公司

经　　销：全国新华书店

开　　本：710mm×960mm　　　1/16

印　　张：16

字　　数：200 千字

版　　次：2023 年 6 月第 1 版

印　　次：2023 年 6 月第 1 次印刷

书　　号：978-7-5717-1503-8

定　　价：68.00 元

前言 preface

慢性肾脏病又被称为"沉默的杀手",由于发病悄无声息,病情大多进展缓慢,往往容易被人们忽略。近年来流行病学调查显示,我国成年人群中慢性肾脏病患病率为10.8%,据此估计我国现有成年慢性肾脏病患者人数高达1.2亿,其防治工作刻不容缓。科学养护肾脏,防患于未然,让人们"懂肾""爱肾""护肾""养肾",已成为当前远离肾损害的要务之一。

基于此,我们组织了河北省三甲医院的20余位知名肾病科医生、营养师、运动康复师、心理咨询师、药膳师,倾力编撰。编撰过程中参考了国内外的权威教科书、重要指南和近5年研究文献,同时结合了编者的实践经验。紧密围绕养肾、护肾知识，将健康管理、食物营养、临床营养、肾脏疾病、中医食疗、运动医学、医学心理等多学科知识交互运用，多维度启发、提升人们及肾病患者的健康理念；图、文、表、谱频频展现，生动案例的引入和分析更利于人们认识理解容易受伤害的"肾"及相关疾病。本书讲究实用性，力求做到易读、易懂、易操作。一书在手，犹如请了一个"护肾使者"，便于随时参考、查阅。

本书在出版过程中得到了河北省药膳学会、河北乐仁堂餐饮管理有限公司领导的支持与帮助，在此致以衷心的感谢！

希望本书能为广大读者、营养师、健康管理师以及医务人员传播通俗易懂的养肾、护肾知识，让人们远离肾脏疾病的困扰，并了解提高肾病患者生活质量的有效方法。

雷　敏

目录 contents

第九篇　"心旷肾怡"
　　　　如何构建积极乐观、坚韧的心理　　　　　223

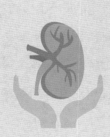

第一篇

"繁华肾地"

带你了解人体的重要器官——肾脏

肾脏，是我们人体的血液净化器官，打个比方，就是人体的血液清洁"工厂"。这个"工厂"总部位于人体的后腰部，虽然占地面积不大，但是担当的责任非常之大。肾脏这个血液清洁工厂可谓兵强马壮，有100万个"员工"（肾单位），而且个顶个的吃苦耐劳，兢兢业业，每天能为人体过滤净化200升血液！勤劳的肾脏还承接多项业务，兼具内分泌、调节血压、维持骨健康、参与造血等人体很多生理功能。没想到吧？肾脏这个只有拳头大小的器官竟然拥有这么大的能量，快来跟随我们一起详细了解一下吧！

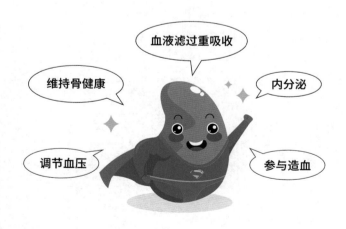

第一节 肾脏——日夜不眠的血液净化工厂

一般来说，每个人与生俱来都有两个肾脏。肾脏状如蚕豆，位于腹膜后脊柱的两旁，左右各一个，大约在人体的第12胸椎至第3腰椎的位置，也就是我们通常所说的腰的位置，因此，许多人也把肾称为"腰子"。

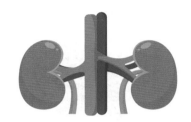

大家都说肾脏小，那它到底有多小呢？每个肾脏长度9~12cm、宽度5~6cm、厚度3~4cm、重量120~150g。

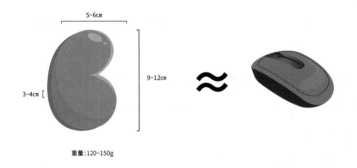

肾脏是人体的泌尿系统器官之一，在人体中主要承担滤过的功能。它就像一个24小时工作的"净化工厂"，不停地滤洗血液，排出人体的代谢废物和多余水分（即尿液）。当血液经过肾脏滤过后，好的、有用的东西留下，代

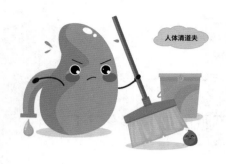

人体清道夫

谢废物随着生成的尿液排出。这如同用筛子筛粮食，粮食留下，而粮食中的沙粒等杂质被筛出。如果肾脏有了疾病，这些对人体有害的物质排泄就会受到影响，导致有害物质在人体内积聚，引发各种疾病。

走进微观世界的肾脏，你会发现，肾脏的结构复杂而迷人。肾脏由肾实质和肾间质组成，肾实质由肾单位和集合管组成，肾间质由少量结缔组织、血管和神经构成。肾实质又可分为肾皮质和肾髓质，肾皮质约占肾实质厚度的1/3，由肾小体与肾小管组成，它们可是执行肾脏功能的主力军。

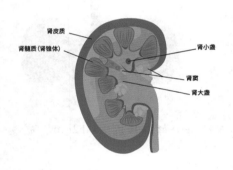

肾皮质

肾髓质(肾锥体)

肾小盏

肾窦

肾大盏

在血液清洁的复杂工作中，肾小球起核心作用。人体的每个肾脏有100万~120万个肾小球，这千军万马主要承担着滤过的功能。肾小球的结构就像筛网一样，当血液流经时，体积大的成分，如红细胞、白细胞、血小板、蛋白质等不能通过筛网，故不能从肾小球滤出，会保留在血管内。而体积小的成分，如水分、钠、氯、尿素、葡萄糖等，能够顺利通过筛网，经肾小球滤出，流进肾小管内，形成人体的"原尿"。人体每天滤出原尿约180升，接下来这些原尿就要进入肾小管内。肾小管就像一名精打细算的管家，当它敏锐地发现原尿中还有一些人体需要的"宝贝"时，立马决定把它们再吸收回来，进行选择性地重吸收，其中99%的水分被重吸收回体内，营养成分也几乎被全部重新吸收。这个时候，原尿中几乎只剩下身体的代谢废物和很少的水分，而这就是我们常说的"终尿"了。

人体每时每刻都在进行新陈代谢，肾脏正是在滤过形成尿液的这个精妙的过程中，将新陈代谢产生的有害物质，如肌酐、尿素、尿酸等含氮物质及磷酸盐、无机硫酸盐等通过尿液排出体外，使这些代谢废物不会在体内蓄积。肾脏不像心脏那样充满活力地搏动不息，也不像胃肠那样稍有不适就让人上吐下泻闹罢工，它任劳任怨、勤勤恳恳地扮演着人体"清道夫"的角色。

第二节 肾脏还是个"斜杠青年"

肾脏除了进行血液净化，排泄人体的代谢废物，还帮助人体调节体液、电解质、酸碱平衡，维持血压稳定，它还分泌多种激素，时时刻刻都在努力把人体细胞的周围环境调节到稳定的良好状态，以保障人体新陈代谢的正常运行。让我们一起去看看这个优秀的"斜杠青年"为我们做了哪些贡献吧！

一、蓄排——维持人体水分平衡

正常情况下，人体每天形成1~2升"终尿"。肾脏是一个具有精密调节功能的器官，当体内水分过多或过少的时候，肾脏就会自动对尿量进行调节，

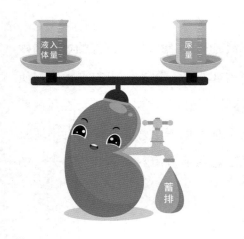

来迅速保持身体内水的平衡。当体内的水分多了，肾脏就产生更多的尿液，将多余的水分排出体外；而当遇到失血、脱水等情况，肾脏就会迅速减少甚至停止水分的排出。所以，肾脏还是人体水分管理的"后阀门"，在最后关口尽心尽力、一丝不苟地维护机体水分的平衡。

二、维稳——维持电解质平衡

肾脏对体内的各种离子（电解质）都有调节作用，如钠离子，对它的调节是多吃多排，少吃少排，不吃不排；对钾离子的调节，是多吃多排，少吃

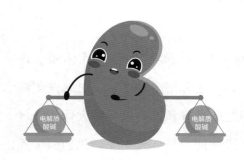

少排，不吃也排；对氯离子的调节，则是伴随着钠的吸收排泄，氢、氨的分泌过程来完成的。另外，肾脏还负责调节磷、钙、镁等离子的平衡。这些电解质平衡对体液渗透压的稳定非常重要。

三、稳压——调节血压

肾脏分泌的肾素可使血压升高。当钠盐被限制摄入或缺乏时，会导致血浆容量减少，肾脏的血液灌注压力降低；当人体处于直立体位时，肾素从细胞中分泌出来，可以使血浆中的血管紧张素原脱肽而成为血管紧张素I，再经过

转换酶的作用转为血管紧张素Ⅱ，再通过血管紧张素Ⅱ和醛固酮的作用，血压就会升高。同时，肾脏分泌的前列腺素又具有使血压下降的功能。前列腺素主要通过增加肾皮质的血流量来利尿排钠，减少外周血管的阻力，最后扩张血管从而达到降低血压的目的。

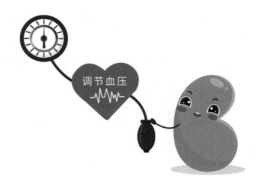

当我们的肾脏功能出现问题时，前列腺素分泌减少，这是导致肾脏高滤过及高灌注的最重要因素，也是导致肾性高血压的重要原因之一。

四、生血——促进红细胞生成

肾脏可分泌促红细胞生成素，作用于人体的骨髓造血系统，促进原始红细胞的成熟；促进骨髓对铁的摄取，加速血红蛋白、红细胞的生成；促进骨髓网织红细胞释放到血液中。在一定时期内，贫血的程度与肾衰程度成正比，如果采血检测，会发现血液、尿液中的促红细胞生成素均是降低的，这时如果我们迅速补充外源性促红细胞生成素，就可以及时纠正肾性贫血。

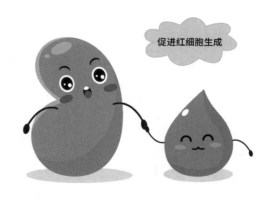

五、成骨——促进维生素D的活化

维生素D在人体内必须经过肾脏转变为1，25-二羟维生素D_3，才能发挥它应有的生理作用。肾脏的皮质细胞含有1位羟化酶，维生素D先在肝脏25位羟化酶的作用下，转化为25-羟维生素D_3，再在肾脏1位羟化酶的作用下，转化为1，25-二羟维生素D_3，也就是活化的维生素D_3。只有活化的维生素D_3才

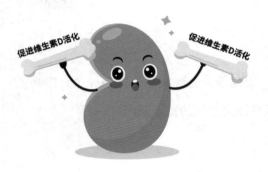

能促进胃肠道对钙、磷的吸收，促使骨钙的转移，促进骨骼的生长及软骨的钙化，促进肾小管对磷的重吸收，使尿磷排出减少，抑制甲状旁腺素的分泌，从而发挥成骨健骨的作用。

六、灭活——激素的降解

肾脏也是多种激素降解、灭活的根据地，如胰岛素、甲状旁腺激素、胰高血糖素、降钙素等多种激素，都是在肾近端小管细胞进行降解的。当机体

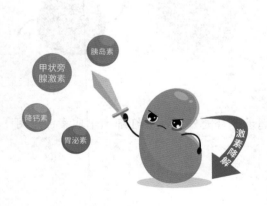

发生肾功能不全的时候，这些激素的生物半衰期就会明显延长，在人体内发生蓄积，进而引起代谢紊乱，如胃泌素灭活降低，可诱发消化性溃疡；胰岛素灭活降低，外周组织胰岛素抵抗增加；甲状旁腺素清除减少，会加重继发性甲状旁腺功能亢进。

第三节　肾单位——肾脏的100多万个"子工厂"

肾脏对人体做出的巨大贡献，主要依靠肾脏中的100多万个"肾单位"，可以理解为，肾脏这位"大老板"同时拥有100多万个"子工厂"。"子工厂"虽多，却被安排得井井有条，根据排班表，有序轮流上班，每次80多万个肾单位工作，其他轮休。

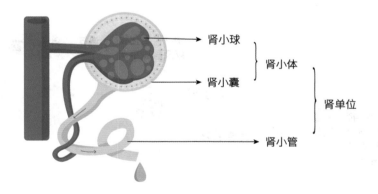

肾单位中最重要的结构要数肾小体和肾小管了，肾小体是由肾小球和肾小囊组成的，是形成原尿的主要结构。肾小球其实是个血管球，由一团盘曲成球状的动脉毛细血管网组成。而肾小球滤过膜其实就是肾毛细血管袢的管壁，从内到外分别由毛细血管内皮细胞、基底膜以及足细胞构成，它们共同完成肾脏的重要生理功能。

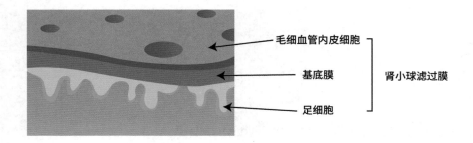

在肾小球的入球小动脉和出球小动脉之间有一个非常重要的肾小球旁器，它主要由球旁细胞和致密斑组成，球旁细胞分泌着我们人体90%以上的肾素，当肾缺血、肾小动脉内压下降的时候，就能刺激肾素分泌，因此，球旁细胞又被称之为"压力感受细胞"。肾小球的体积和重量虽小，但血流量甚是惊人，大约为1200ml/min，意味着每4～5分钟就可将全身血液过滤一遍，因此，肾小球对于日夜细水长流的肾脏具有十分重要的意义。

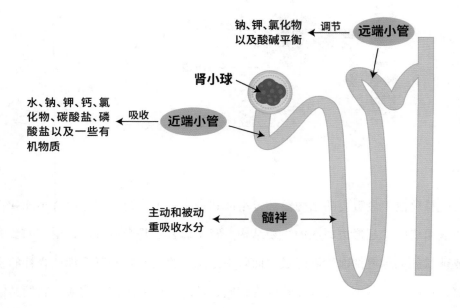

在尿液生成的过程中，如果把肾小球比作"前锋"，那么肾小管就是

"后卫"了。肾小管是细长迂回的上皮型管道，分为近端小管、髓袢、远端小管三段。近端小管在肾小管重吸收作用中扮演着重要的角色，其主要功能是重吸收原尿中的水、钠、钾、钙、氯化物、碳酸盐、磷酸盐以及一些有机物质。髓袢是连接于近端小管直部和远端小管直部的细直部分，通过主动和被动重吸收水分，对尿液的浓缩有重要的作用。远端小管主要是对钠、钾、氯化物以及酸碱调节起重要作用。

随着年龄的增长，人体肾单位数目会减少。据统计显示，人体在40岁后，有功能的肾单位以每10年约10%的速度递减，但由于肾脏自身有强大的"储备军"，因此，年龄增长引起的肾单位减少并不会明显影响正常的生命活动。

第四节 血肌酐——肾功能的"试金石"

什么是血肌酐呢？可能有些人平常已经很关注血压、尿酸、尿蛋白等各种检查数值，怎么突然又来了个血肌酐值呢？其实，肌酐值是检验肾脏功能是否出现异常最重要的指标之一，与尿蛋白、尿酸值等相比，它对肾脏功能的判断价值更为直接和重要，所以也被称为肾功能检验的"金标准"。

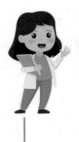

血肌酐的正常值范围：

● 男：54 ~ 106μmol/L
● 女：44 ~ 97μmol/L

　　肾脏对机体起着重要的净化作用，人体每天新陈代谢产生的各种"垃圾"，大部分要通过肾脏过滤后排出体外。所以，如果肾脏功能出现问题，就会导致代谢物堆积在血液中，使其在血液中的浓度升高。因此，常会通过检测血液中的各类代谢物浓度作为判断肾脏功能是否异常的重要指标。而其中，肌酐是肌肉代谢的产物，平均每20g肌肉代谢产生1mg的肌酐。由于每个人的体型、生活方式等存在差异，因此，正常的血肌酐参考值在不同个体会有所不同，但一般来说，男性的血肌酐值在54 ~ 106μmol/L视为正常，女性则在44 ~ 97μmol/L视为正常，若超出这个范围，则很可能是肾脏功能出现了问题，应该立即作进一步的检查。

　　但是，一些特殊情况也会导致血肌酐值升高。①大量运动、体内失水严重：身体健康的人在经过大量剧烈的运动后，肌肉会处于分解状态中，从而出现血肌酐升高；当体内缺水严重时，如发热等情况下，也会因为肾血流量减少而出现血肌酐升高。②摄入过多肉食：如果在检测前一天饮食不注意，摄入了过多的肉食，分解后也会导致血肌酐值飙升，这就是外源性肌酐增多。因此，在进行检查前，要严格遵守医嘱，避免外源性肌酐增多导致的误判。③服用了肾毒性药物所致：如果本身患有肾病，在未注意的情况下服用了会对肾脏造成损害的药物，会加重肾脏功能的异常，从而出现血肌酐值的升高。④其他疾病导致：其他如患有高血压病的患者，血压控制不稳定时也会出现血肌酐值的升高；肾功能不全的人，若发生肺炎、尿路感染等各种感染时，短期内也可能出现血肌酐值升高的现象。

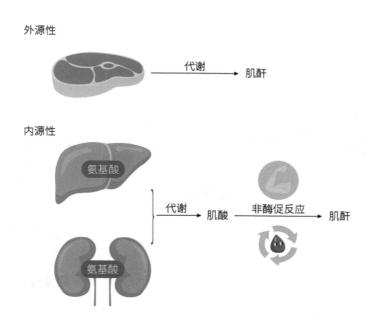

外源性

代谢 → 肌酐

内源性

氨基酸

代谢 → 肌酸 非酶促反应 → 肌酐

氨基酸

第五节　尿素氮——蛋白质的下家

52岁的老赵，每年体检各项指标都很正常，只是膝关节有点疼，就来医院做了一个膝关节微创手术，手术后的他想早点出院，每天没多大活动量，但饭量比住院前还大呢！每天500克奶、3个鸡蛋、150克肉、100克豆腐，吃得不亦乐乎，朋友们又送来了蛋白肽口服液，他为了快点恢复，每天再加喝3瓶蛋白肽口服液，自我感觉非常好。术后常规抽血化验，发现血尿素氮22.1mmol/L，比正常值高出很多，吓得老赵惊慌失措，这是什么情况？是肾脏出问题了吗？

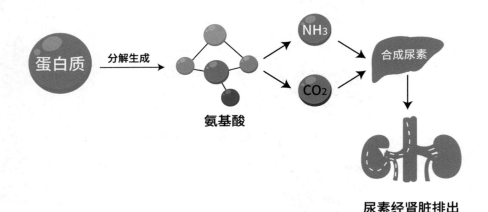

尿素氮是人体蛋白质代谢的主要终末产物。氨基酸脱氨基产生氨（NH_3）和二氧化碳（CO_2）两者在肝脏中合成尿素，因此，每克蛋白质代谢产生尿素0.3g，而尿素中氮含量为47%，几乎达到一半。通常肾脏为排泄尿素的主要器官，尿素从肾小球滤过后在各段肾小管均可被重吸收，当肾小球滤过率下降到正常的50%以下时，血尿素氮的浓度才迅速升高。

血液中的尿素氮和肌酐，是肾脏功能检查时常用的标准。有时候，虽然之前没有肾病，但在某次体检中也会出现单纯的尿素氮升高的问题。很多人为此开始担心自己的肾脏功能是不是不好了。从衡量肾脏功能受损的准确性上说，血肌酐升高比血尿素氮升高更能明确肾脏的损伤。因为单纯的血尿素氮升高，可以是因为饮食中摄入过多的蛋白质类食物引起的，比如体检前吃大量的鸡蛋、肉、奶等高蛋白食物，导致人体突然摄入大量蛋白质，超过肾脏的排泄能力，血尿素氮就可能一过性升高。

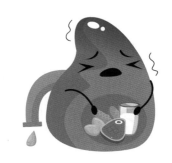

由于老赵每天吃的蛋白质太多了，超过了肾脏的排泄能力，所以才出现了血尿素氮升高的情况。老赵急需改变饮食结构，减少蛋白质的摄入量，做到均衡饮食后，机体很快就可以恢复正常。虽然血尿素氮指标能推测肾功能的状况，但没有血肌酐这一指标准确，如果老赵的血肌酐指标也同步升高，就有必要进行肾功能的系统检查了。

第六节　尿酸——嘌呤的代谢产物

尿酸是人体内嘌呤代谢的终末产物。人体内80%的尿酸是由细胞核的蛋白质分解代谢产生的，20%由摄入富含嘌呤的食物分解代谢产生的。人体产生的尿酸基本上以尿酸单钠盐的游离态形式存在于血液中，尿酸池贮存的尿酸盐约1200mg，其中50%～60%每天都在进行着更新代谢，因此，人体每天生成并排泄的尿酸为600～700mg，其中1/3由肠道排泄出去，2/3由肾脏排泄出去。

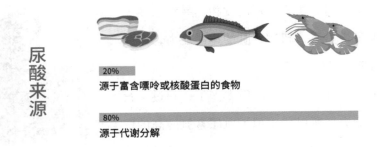

尿酸来源

20%
源于富含嘌呤或核酸蛋白的食物

80%
源于代谢分解

　　一般来说，尿酸在人体内的生产量和排泄量大约是相等的。如果在人体内堆积过多的尿酸，就会造成代谢失调，出现血尿酸升高。而血尿酸水平升高又可导致尿酸性肾病、肾结石，增加发生肾功能衰竭的风险。反之，肾功能不全又是高尿酸的重要危险因素。这样，就会形成高尿酸血症与肾功能受损之间的恶性循环。

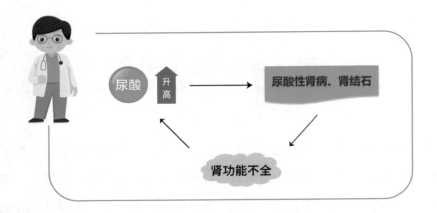

　　一般情况下，人体血尿酸值在一个动态范围内波动，男性体内的血尿酸值要高于女性人群，男性尿酸值在149～416μmol/L，女性尿酸值在89～257μmol/L。

　　如果出现以下3种表现，有可能尿酸"超标"了，需去医院进行尿酸检测。

1.口干、口渴

尿酸主要随着尿液排出体外，这个过程需要大量的水分参与。因此，对水的需求量会明显增加。特别是晚上，血液流速较慢，尿酸结晶更容易析出，经常会导致口干、口渴、舌燥等。

2.身体水肿

肾脏是代谢水分的主要器官，当肾脏因尿酸沉淀受损时，可能会出现间质性肾炎，影响肾脏对水分的代谢，引发水肿。刚开始时，水肿大多发生在眼睑、小腿等部位。随着病情的加重，甚至出现全身性水肿。

3.起夜增多，排尿困难

肾脏代谢出现障碍，还会影响水分的排泄频率，出现夜尿增多的情况。一般来说，只要起夜超过2次，就可以判定夜尿频繁，一定要警惕。尿酸高还会导致排尿障碍，因为尿酸盐结晶在肾脏沉积过多，容易引起尿路阻塞，导致少尿、无尿。

此外，长期的血尿酸升高，还会让身体其他部位受损，如：①痛风，血尿酸长期升高容易引发痛风，虽然不是100%，但是血尿酸不能及时排出体外，就会在人体的关节处沉积，长此以往，关节就会出现剧烈的疼痛、红肿甚至畸形；②血管硬化，随着血管中的垃圾、毒素越来越多，血液循环就会变慢，长期血尿酸升高也会对我们的血管壁造成一定刺激，促使动脉粥样硬化形成，对血管健康造成很大的伤害；③糖尿病，高尿酸者患糖尿病的概率比正常人要高出4倍以上，因为血尿酸水平过高，人体对于体内糖分的利用就会下降，从而影响胰岛素的代谢情况，导致血糖升高从而促使糖尿病的发生。

第七节 甲状旁腺激素——健骨之宝

"肾主骨"是中医四大经典著作之一——《黄帝内经》中提到的理论。肾脏怎么会与骨健康有关系呢？原来，肾脏可以将25羟维生素D_3转化为1，25$(OH)_2$维生素D_3，调节体内的钙磷代谢，维持骨骼的正常结构与功能。

我们都知道，皮肤经紫外线照射后会产生维生素D(VitaminD，VitD)，而这个VitD是没有活性的，需要经过肾脏加工后才能变成有活性的VitD。肾功能受损以后，VitD不能活化，活性VitD缺乏，钙吸收发生障碍，因此，人体就会出现缺钙、高磷、骨质疏松等一系列问题。临床上经常见到一些老年人，没有受多大的外力就骨折了，这可能是肾衰发生在先，缺钙、骨质疏松在后而导致的"病理性骨折"。所以，如果老年人莫名其妙地骨折，一定记得去检查一下肾功能！

看到这里，大家可能还会疑惑肾性骨病和甲状旁腺激素有什么关系，我们需要先从甲状旁腺激素的好朋友——钙说起。人体的骨骼中含有许多钙，但大多数人不知道的是，钙和磷之间是"亦敌亦友"。人体中的钙，99%贮存在骨骼中，其中有98%的钙与磷结合成了磷酸盐，而人体体液中含钙量只占人体钙总量的1%。不要小看体液中1%的钙，这是调节肌肉细胞兴奋性的重要元素。我们知道，当人体缺钙时就会"腰酸，背痛，腿抽筋"，这就是因为体液中钙浓度降低后导致的骨痛和肌肉抽搐。除此之外，钙还具有调节腺体分泌、激活各种酶以及补体、参与凝血、细胞间的信息传递等多种功能。所以当血中钙浓度过高或是过低时，都会给人体带来大麻烦。

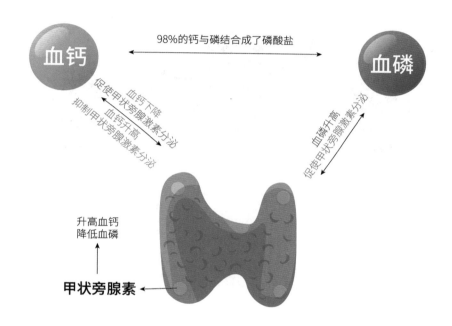

正常人血浆中甲状旁腺素的浓度约为$0.8\mu g/L$，其主要的生理作用是升高血钙，降低血磷。血钙和血磷的浓度又通过反馈机制，影响甲状旁腺激素的分泌。如果将甲状旁腺摘除，可引起严重的低血钙。当血钙下降时，会促使甲状旁腺激素分泌；当血钙升高时，会抑制甲状旁腺激素分泌；当血磷升高时，也会促使甲状旁腺激素分泌。于是钙、磷和甲状旁腺激素就构成了"相爱相杀"的复杂关系三角。

当肾功能受损后，它的VitD活化能力也随之受损，钙吸收减少，血液中的钙从尿中排出增加，此时，机体就会动员骨钙进入血液中，久而久之就会引起骨质疏松等，我们称之为肾性骨病。血钙减少、血磷增加又会诱发甲状旁腺功能改变，称继发性甲状旁腺功能亢进。简而言之，对于甲状旁腺激素，没它不行，多了也不行，就是需要不多不少刚刚好！

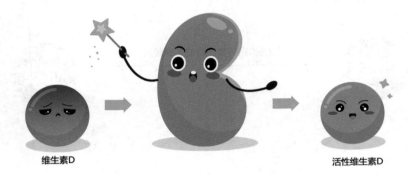

维生素D   活性维生素D

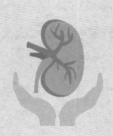

第二篇

"黯然伤肾"

如何做好肾脏的日常养护

肾脏对我们来说，就像是最熟悉的"陌生人"。这是一个人人追求健康的时代，我们对它好像很熟悉，大量洗脑般的广告词随口就能来两句，比如"快把肾透支的补起来""治肾亏，不含糖"。但这也是一个人人忙碌而容易忽视健康的时代，一亿多肾脏病患者中90%的人并不知道自己的肾脏已经出问题了，因此，肾脏病又被称作"沉默的杀手"。

　　肾功能受损总是在悄无声息中发生，而我们却浑然不知。想要保护好肾脏，就得摸清它的脾性、喜好，了解它喜欢我们的哪些行为，不喜欢我们的哪些行为。

　　肾脏的基础养护需要我们从日常生活做起，调整不良的生活习惯和行为，以免伤害到我们坚强又脆弱的肾脏！

第一节　流水不腐，不可经常憋尿

日常生活中，很多人有憋尿的习惯，总认为忍一时对身体不会有什么伤害，因此，并不会特别在意憋尿的问题。正所谓"流水不腐，户枢不蠹"，流动的水不会发臭，经常转动的门轴才不会被虫蛀，我们的泌尿系统也是如此，有"水"的时候，该排不排，泌尿系统受损会让你苦不堪言！

正常的尿液产生和排出的过程是尿液在肾脏中产生后，经过输尿管，聚集在膀胱，再经尿道排出。一般我们的膀胱内储存的尿液达到300ml左右的时候就会有尿意，需要排尿。因为憋尿影响了正常的排尿过程，尿液被滞留在膀胱里，对膀胱壁产生压力，膀胱壁血管受压，膀胱黏膜缺血，尿道中的细菌看到有机可乘，便抓紧机会进行快速而大量的繁殖，其后果便是引起"急性尿道炎、急性膀胱炎"等尿路感染。如果人体免疫力降低或本身存在泌尿系统畸形，细菌更容易逆流而上，引起更严重的泌尿系统感染——肾盂肾炎，肾炎久治不愈则肾脏功能会受到威胁。除了引起尿路感染而伤肾，憋尿也可能诱发尿路结石的形成和复发，这并不是危言耸听，临床医生接诊的许多泌尿系统感染、尿路结石的患者，往往有喜欢憋尿的坏习惯。

除了上述情况，憋尿还会引起一些让人尴尬的情形。由于总是憋着不尿，储存尿液的膀胱就会涨大，就好像反复吹、吹过了头的气球，膀胱的肌肉会慢慢变得松弛无力、弹性差，收缩变得没那么容易的时候，我们最直观

多喝水　　　　　勤排尿

洗手间

的感受就是容易尿失禁，稍微一大笑的时候就"笑尿了"，真的很尴尬。膀胱肌肉弹性变差的另一个后果是，尿液可以逆流而上，导致肾积水，肾脏功能再被"打一枪"。当患者本身就有前列腺增生或者尿道狭窄等情况时，经常憋尿，便会雪上加霜，诱发尿潴留，等想尿的时候，却尿不出了，这时候则需要求助外科医生了。因此，想要"肾机勃勃"，有尿，千万不要憋！

第二节　想要肾清气爽，饮食需清淡少盐

咸为百味之首。然而，如果我们天天吃得过咸，顿顿重口味，过多的钠离子便会使肾脏不堪重负，时不时想罢工。

当肾脏对血液进行过滤、净化、重吸收产生原尿后，原尿还不能直接排出体外，需要进入肾小管再次接受"审查"。肾小管们则精打细算，认真考量，将所有对人体有用的物质（比如葡萄糖、氨基酸、Na^+）重新吸收，只将人体的代谢产物和多余的水分放行，排出体外。

当人们吃得过咸，摄入的钠离子过多，肾小管的工作负担加重，来不及将其全部重吸收回体内，钠离子潴留细胞外，而此时水分也流向了高钠离子浓度一边，从而造成细胞外的水钠潴留。

肾脏是调节水盐代谢最重要的器官，除了危害肾脏，已经有明确证据表明，高盐与高血压有直接关系。钠盐摄入每增加1g，血压升高2mmHg，而当血压升高又没有得到妥善处理时，进入肾脏的血流倾泻而下，并对血管壁产生很大冲力，一些体弱的"子工厂"就罢工了，也就是有效肾单位减少了，从而出现夜尿增多、蛋白尿等症状，最终可发展为慢性肾脏病。

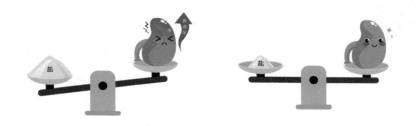

第三节 不可随意用药，预防药物肾毒性

感冒了吃点感冒灵吧，头疼了吃一片去疼片吧，最近眼干上火吃点中成药败败火吧，这样稀松平常的用药是不是在我们的生活中非常常见？

其实，一切进入血液的物质，其代谢终产物都要进入我们的血液清洁工厂——肾脏进行过滤和排泄，包括各类药物。因此我们在应用一切药物之前都要慎重，因为很多药物有肾毒性。比如链霉素、庆大霉素、卡那霉素、妥布霉素、阿米卡星等各种抗生素，滥用可导致肾功能受损。还有非甾体解热镇痛药，比如我们常吃的各种感冒药、止痛药，都含有解热镇痛药成分，这

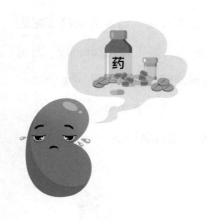

些药物中很多含有对乙酰氨基酚，长期滥用可能会产生不同程度的肝肾毒性，不要一有头疼脑热就随便吃。

很多人认为中药比较安全，而且许多中药在售卖时常常打出"纯中药安全无毒"的宣传语，但事实上，并不是所有的中药都是安全无毒性的。临床上因滥用中药导致肝肾受损的病例，不胜枚举。含马兜铃酸的药材可以引起马兜铃酸肾病，如青木香、广防己、木通、细辛、朱砂莲、天仙藤、寻骨风、杜衡。此外，雷公藤、山慈菇、苍耳子、草乌、川乌、秋水仙、马钱子、乌头、厚朴、天仙藤、北豆根、棉花籽、鱼胆、海马、蜈蚣、蛇毒、斑蝥、砒霜、雄黄、朱砂、轻粉等多种中药材，也可引起急、慢性肾损害。特别是现今中草药种植质量不能完全保证，重金属污染较严重，同样可以引发肾脏损害。

因此，生病时千万不可自主随意用药，应咨询医生，对于那些不明成分的药物、保健品，更需要提高警惕！

第四节　保护肾脏，不可频繁染发

爱美之心人皆有之，尤其是中老年人，不想过早让别人看到自己花白的头发，因此会频繁染发。然而，国内外的研究显示，经常染发的人不仅患乳腺癌、皮肤癌、白血病的风险增加，患肾脏病的风险也增加了，因染发而造成肾损伤的临床病例也越来越多。因此，请千万注意，不要因美发而伤了肾。

目前市场上的染发剂大多属于苯胺类化合物，其成分除了氨水、过氧化氢外，还含有对苯二胺、邻苯二胺、间苯二胺、对甲氨基苯酚、对氨基苯酚、间氨基苯酚、甲苯2，5二胺、间苯二酚、氢醌等对人体有毒的化学成分。此外，染发剂中还含有相当多的重金属成分，如镍、镉、砷、铅、汞等。这些物质在染发过程中可以经过发髓、皮肤、呼吸道等进入体内。由于频繁接触染发剂导致的慢性中毒尚未引起人们足够的重视。

我们的肾脏很像一块海绵，具有很强的吸收和浓缩功能，虽然染发剂中的化学物质和重金属成分含量不高，但在一些特定情况下（如体内脱水、合并糖尿病、高血压、服用药物等），不仅可被肾脏吸收，还会在此被浓缩。高浓度的化学物质和重金属会直接刺激肾小管内皮细胞，还会引起肾脏的慢性缺血，久而久之，就会出现夜尿增多、腰疼等症状。因此，已患有肾脏病、糖尿病、高血压病、心脏病的人应慎重染发，尽可能减少染发的次数。对于有哮喘等过敏性疾病、疮疖、皮肤溃疡、血液系统疾病和肿瘤的人群则应杜绝染发。经常染发的人应该定期去医院体检，怀疑有肾损害者应注意检查肾小管功能。

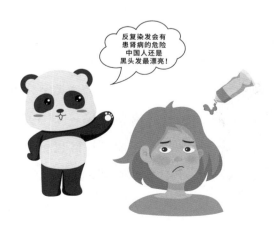

第五节　科学变美，远离速效美白化妆品

自古以来，我国女性以"白"为美，并有"一白遮三丑"的说法。然而，根据临床观察，有不少女性为变白付出肾损伤的惨痛代价。

速效美白祛斑产品一般都含有重金属汞。汞之所以被应用于化妆品中，是因为它对黑色素有抑制作用，从而起到快速美白的功效。汞是常温下唯一以液态形式存在的金属，由于它具有易蒸发、吸附性强、容易被吸收等特性，一旦进入人体，清除速度非常缓慢。一旦人频繁接触含汞的产品，就可能导致中枢神经系统受损，如乏力、失眠多梦、记忆力减退等，严重的会合并有性格改变和双手震颤等表现。此外还会有肾脏损害，急性表现主要有泡沫尿（大量蛋白尿），镜下血尿，夜尿增多，肾病综合征，慢性肾功能不全等。对于已婚女性来说，在体内汞超标的情况下，还要考虑怀孕后对胎儿的影响。

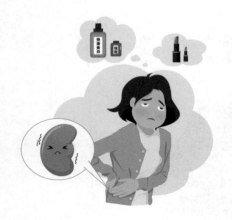

因此，女性在购买带有"快速、显著美白"这类字样的化妆品时，应该有所警惕。除了美白祛斑产品，部分艳丽的口红也可能含有重金属铅，另外使用染发剂、治疗"银屑病""风湿病""失眠"等含汞的偏方、中药（如

轻粉、朱砂）也会导致汞中毒肾损害。如果应用这些产品后，出现了尿中有大量泡沫，身体浮肿、乏力等症状时，应及时去医院检查。

第六节 饮食有节，不可经常暴饮暴食

好久没跟朋友聚了，去撸个串；心情不好，买一堆零食自愈吧；工作压力大，点个巧克力蛋糕加冰激凌；发奖金了，吃顿大餐犒劳一下自己；哥们儿结婚了，好好喝一场……找个理由就大吃大喝暴饮暴食，这些看似再平常不过的饮食行为其实对肾脏非常不友好。我们的肾脏每天不眠不休地工作，非常辛苦。"工厂"里虽然有兢兢业业、勤勤恳恳的100多万"员工"，但在正常情况下，它们每天要过滤和清洁200升血液，相当于10桶水，工作量非常惊人。当人们暴饮暴食时，就会摄入比平时多出很多的水分、盐分、糖分、营养物质（尤其油脂和蛋白质）、食品添加剂，这些物质的代谢产物都需要在肾脏完成过滤和重吸收，这相当于让肾脏加班。我们不喜欢加班，肾脏也不喜欢，如果频频让肾脏超负荷工作，过于劳累的肾脏时间久了就会出问题。

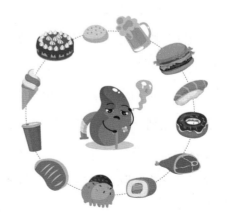

尤其是肾脏病患者，肾脏这个"大工厂"原本就已经厂房破旧，设备磨

损，损兵折将，兵力不足，如果再加大工作量，则更是让整个"工厂"不堪重负，难以维计。因此，如果我们想好好养护自己的肾脏，就请减少暴饮暴食的次数，因为我们的肾脏不喜欢洪流猛灌，而喜欢细水长流。

第七节　添加糖之害，防腐剂之殇

超市里的饮料琳琅满目，种类繁多，而且还不断推陈出新，其实不论哪种品类，大部分饮料中含有大量的糖分，虽然在口感上表现得不那么直接，但是如果我们通过数据分析来看，就会发现这些"隐形糖"的含量远比我们想象得高，随着饮料进入我们的身体，会造成一定的健康隐患，让我们的身体承受"无法承受之甜"。

通过下页图我们可以看到，喝一瓶冰红茶相当于喝了500ml的水，同时吃了9块白方糖。这么多的糖分进入人体后，一部分参与提供能量，另一部分多余的糖分则转化成脂肪，而脂肪在体内存储过多是造成众多慢性代谢性疾病的风险因素之一。

除了添加糖，各类预包装食品中都含有食品添加剂，如防腐剂、着色剂、护色剂、增稠剂等，这些添加剂好像一批侵略军，在身体看不到的地方对各个器官进行侵害。当它们进入肾脏后，会损伤肾脏血管内皮，刺激肾小管管壁，使肾脏"伤痕累累"后才走。尤其是食品中含有的能延长保质期的磷酸盐添加剂，如磷酸氢二钾、六偏磷酸钠、三聚磷酸钠等，对于慢性肾脏病钙、磷代谢紊乱的患者来说，如大量食用预包装食品会进一步加重高磷血症，在悄无声息中一点一滴地损害着心血管系统和骨骼健康。

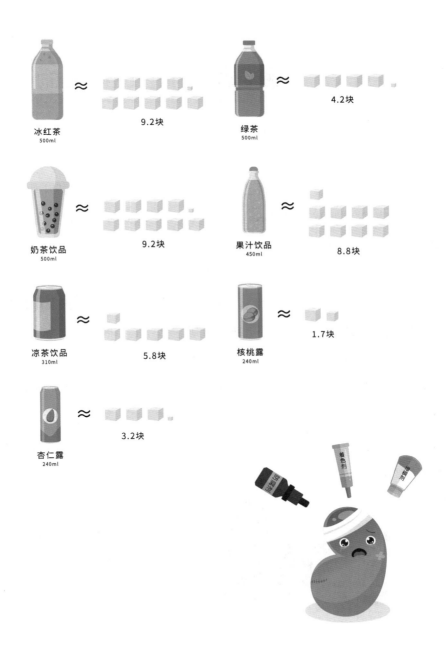

冰红茶
500ml
≈ 9.2块

绿茶
500ml
≈ 4.2块

奶茶饮品
500ml
≈ 9.2块

果汁饮品
450ml
≈ 8.8块

凉茶饮品
310ml
≈ 5.8块

核桃露
240ml
≈ 1.7块

杏仁露
240ml
≈ 3.2块

第八节　肾脏不喜欢大补，若进补需咨询

"听说大麦青汁对肾好""听说酵素对肾好""听说小分子肽对肾好"，很多肾脏病患者觉得自己肾脏不好，总想找一些有"特殊功效"的保健品去养护它，然而肾脏并不是一个喜欢"补"的器官，因为我们吃下去的食物、保健品、药品最终得交给它去过滤和排泄，常吃补品等于给肾不断增加工作量，久而久之容易造成肾脏"过劳"，使肾脏病恶化。

还有很多人把西医的肾脏病与中医的肾虚混为一谈。提及中医所说的"肾"，就不得不说说中医的五脏，五脏包括：心、肝、脾、肺、肾。它们均不是独立的器官，而是一个系统。中医认为，肾藏精、肾主水、肾主骨、肾主纳气、肾开窍于耳、肾司二便等，中医所说的肾主要是从功能的角度来说的，认为肾涵盖了人体的生殖、泌尿、神经、骨骼等多个组织、器官，起调节人体机能、为生命活动提供"元气""原动力"的作用。西医所说的"肾"是指解剖学上的器官——肾脏，两个肾脏状如蚕豆，位于腹部深处、肋骨的下方。肾脏的主要功能是清除我们体内的毒素、废物及过多的水分。除此之外，它还协助机体控制血压、调节电解质浓度、调节酸碱平衡、促

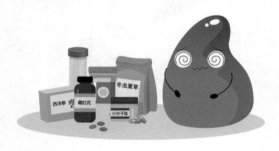

进生成红细胞和保持骨骼健康。因此，当西医的"肾"出了问题，可出现蛋白尿、高血压、水肿、贫血、电解质紊乱等。有时也会出现中医概念中那些所谓肾虚的症状，包括腰膝酸软、疲劳乏力、夜尿增多等症状，但实际上，二者不是一个概念，不可混为一谈。

举例来讲，西洋参是人参属的一种植物，与大名鼎鼎的人参是近亲。现代药理研究认为西洋参可以提高免疫力，对预防感冒、流感有一定效果；能缓解疲劳，对抗衰老也有一定辅助作用。但是这些效果因人而异，如果患者经常感冒，容易疲劳，抵抗力差，应先找找原因，是不是因为自己盲目忌口、饮食不均衡，或者是因为经常熬夜、睡眠不足，又或者是因为肾脏病的并发症比如肾性贫血等。如果不从根本上找原因，只靠天天泡西洋参喝来补气，反而会加重肾脏的负担。所以，切勿补了中医的"肾"，伤了西医的肾。

因此，肾病患者使用各种补品一定要理性，比如中药类的调补药品，需要在正规医院的医生指导下服用，而蛋白粉、小分子肽等保健品则需在营养科医师的指导下服用。

第九节 吸烟危害多器官，肾脏也难逃其害

如果你以为吸烟只伤肺，那就大错特错了！

香烟中有超过4000种以微粒和气体形式存在的化学物质，殊不知，这些物质吸入肺中，由肺静脉交换入血后，最终都要进入人体的血液过滤"工

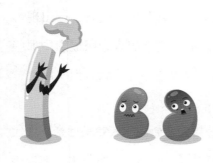

厂"——肾脏。

当这些结构、形态各异的化学物质进入肾脏这个大工厂后，会对工厂厂房内的设施、设备进行破坏，它们会刺激肾小球毛细血管内壁，造成肾小球毛细血管高压，攻击肾小管上皮，造成肾小管损伤，还会引起肾动脉内膜增厚、硬化等。由此可知，每天烟不离手或浸泡在二手烟环境中，我们的肾脏有多痛苦了吧。

对于普通人而言，吸烟会明显增加蛋白尿的风险，吸得越多，风险越大。科研数据表明，吸烟史是预测高血压、糖尿病患者出现蛋白尿强有力的因素之一。对于慢性肾脏病患者而言，吸烟会显著增加心血管疾病的发生风险，这是因为烟草中的一些物质（如烟碱、焦油）会造成肾血管内皮创伤，使得血液中的一些物质在创伤处凝结成小团块，当这个小团块变得越来越大，就会阻塞血管，甚至脱落，游走至机体其他部位，当阻塞了心脏的重要血管，则会引发心梗，当血栓随着血流到达肺脏，发生肺栓塞，则会威胁到生命。

第十节　熬夜伤肾，保证充足高质量睡眠

睡眠是身体进行自我调节和修复的重要活动，对健康有重大影响。睡眠不好时，大家都会有这样的体会，头疼、烦躁、记忆力变差……其实，我们

的肾脏也深受其害。

有研究显示，睡眠紊乱与肾功能下降显著相关，这不仅因为低质量睡眠可以引发高血压、糖尿病、肥胖等相关疾病，导致肾功能下降，还对RAS系统（肾素—血管紧张素—醛固酮系统）、中枢神经系统有影响。

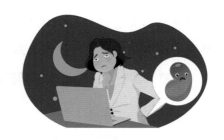

另有研究对比了每晚睡眠时间小于5小时，6小时，7~8小时，9小时以上的志愿者，其中睡眠小于5个小时的志愿者肾功能下降最快且蛋白尿发生率更高，6个小时的倒数第二，而7~8个小时以及9小时以上的志愿者肾功能下降速率都是相对慢的，所以可以认为睡眠时间短是肾功能下降的一个重要危险因素。

这些科学研究都在明明白白地告诉我们：熬夜伤肾，伤得还挺重！为了健康，成人每天都要保证7~8个小时的睡眠。

第十一节　避免过劳，做好肾脏基础养护

当今社会，人们工作压力大，因过度劳累导致猝死的例子屡见不鲜。过劳，使身体的各个器官都苦不堪言，当然也包括肾脏。

研究数据显示，约有70%的肾炎患者发病与长期过度劳累有关。肾炎是一种临床常见病，起病隐匿，不易觉察。很多急、慢性肾炎患者就诊时很难说清自己的这次发病明显的身体不适是从何时开始的，大多数人会说最近一

段时间很劳累。这是因为人在疲劳状态下工作繁忙、精神紧张，很容易造成免疫力下降，导致反复的细菌、病毒感染，同时会增加发生过敏反应的风险，而感染和过敏都会诱发基础肾病。

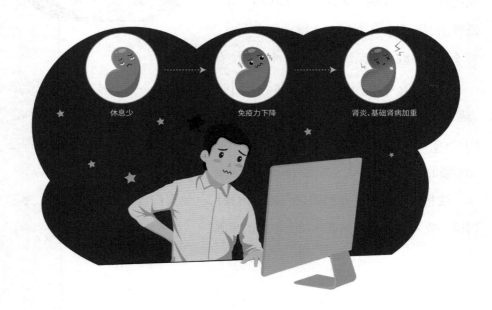

休息少　　　　　　免疫力下降　　　　肾炎、基础肾病加重

值得注意的是，上述表现并不容易引起患者的重视，很多人认为休息休息就好了，不用就医，不用测血压，往往拖到出现严重的浮肿、血尿、血压高时才去医院，而此时很有可能已经对肾功能造成了不小的损伤。这就是我们常常把肾病比作"沉默的杀手"的原因，因为肾脏实在是一个脆弱又坚强、内向隐忍的器官。

因此，工作压力大、工作强度高的人，一定注意合理安排工作、劳逸结合、加强营养、适当锻炼，尽力保持良好的生活状态。一旦出现腰部酸痛、尿中泡沫增多、夜尿增多、尿量减少、眼睑或下肢浮肿、头晕等症状，要重视起来，自我监测，并尽快去医院检查。

第十二节　不可长期静态后突然剧烈运动，预防急性肾损伤

众所周知，运动好处多多，但是对于那些平时不运动、长期久坐或静态的人，如果要开始锻炼、运动时，一定要量力而行，循序渐进地提高运动强度和延长运动时间。长期不运动，突然剧烈运动很有可能导致急性肾损伤，所以马拉松赛事时，赛场附近的医院常会收治一些"因剧烈运动引发横纹肌溶解和急性肾损伤"的患者。

剧烈、重复、长时间的高强度运动会使肌肉受到过度的牵拉并且产生热量分解，这个过程会消耗大量三磷酸腺苷(ATP)，如果超过人体的极限，会导致细胞内外钠/钾–ATP酶和钙离子ATP酶功能障碍，使得细胞内钙增加，激活蛋白酶并产生活性氧，最终伤害并溶解一部分骨骼肌细胞。溶解的肌细胞会释放细胞的内容物，如肌红蛋白、肌酸激酶、磷酸盐、钾和尿酸。引起肾损伤的就是其中的肌红蛋白。短时内大量的肌红蛋白沉积到肾脏，阻塞肾小管，刺激肾血管收缩，即可引起急性肾损害，使血肌酐迅速升高。而对于一些痛风患者，长时间的剧烈运动后，尿酸大量释放入血，则会引起急性痛风发作。

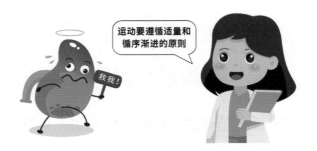

　　此外，在炎热潮湿的环境下长时间运动或者从事体力劳动，也可出现肾损伤。这是因为肾脏是一个用血大户，心脏每跳一下，泵出去的血中有五分之一要供应给肾脏。这充足的血液供应就是肾脏的"口粮"，要是肾脏员工们感觉到血液供应不够，肚子饿了，那麻烦就大了！在炎热潮湿的环境下，血管紧张素、抗利尿激素分泌增加，肾血管收缩，尿液浓缩，如果又没有及时补充水分，脱水严重，血容量不足，使得肾脏血流量进一步减少、肾脏缺氧，最终导致肾脏损伤。

　　因此，运动时应避开炎热的午后，选择温度适宜的早晨或者黄昏，运动过程中注意及时补充水分，对保护肾脏都是很重要的。

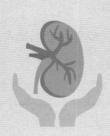

第三篇

"知营识肾"

关于肾病营养的那些事儿

营养之于人，就像水之于鱼，阳光之于植物。可以说，从胚胎期起到生命终止，人体无时无刻不需要营养，每个人的生长发育、健康生活、工作学习和寿命长短都与营养密切相关。肾脏，这一人体"身兼数职"的重要器官，与营养和代谢之间有什么关系呢？这一篇，就让我们一起走进营养学的世界，解密营养代谢与肾脏健康之间的奇妙关系，用营养这一钥匙打开肾脏健康的大门吧！

第一节 什么是营养

提到"营养"二字，人们会很自然地联想到牛奶、鸡蛋、鱼肉、鸡汤等食物，但是，如果我们翻开字典查到"营养"这个词，会发现从字义上来看它的含义是"谋求滋养"，这一简练的定义其实非常准确。如果把它展开来讲，营养就是指人体从外界摄取适当的有益物质以谋求身体得到滋养。如果再用现代科学的语言具体描述，营养就是机体摄取食物，经过消化、吸收、代谢和排泄，利用食物中的营养素和其他对身体有益的成分构建组织器官、调节机体生理功能，维持机体正常生长、发育和防治疾病的过程。

据统计，人的一生大约会吃进60吨的食物，这些食物中的营养成分被人体消化吸收后，用来维持生命活动，构建机体的细胞和组织，同时逐渐形成自身独有的新陈代谢模式，这就是那句著名的说法"You are what you eat"（人如其食）的由来。

食物中能够维持人体正常生命活动的成分，就是营养素。简单理解，营养素就像我们修建房屋的一砖一瓦。目前，已发现并确定的营养素包括七类：碳水化合物、脂肪、蛋白质、维生素、矿物质、膳食纤维和水。每种营养素都

七大营养素

脂肪
蛋白质
膳食纤维
矿物质
水
维生素
碳水化合物

有自身独特的生理作用，缺一不可。

　　人体为维持生命和工作生活，需要不断从外界摄取食物以获得能量。我们经常提到的"吃饱"就是指从食物中获得充足的能量。能量来源于食物中的糖类、脂肪和蛋白质，这些生热营养素在体内经酶催化而发生一系列的变化，逐步释放能量供人体利用。

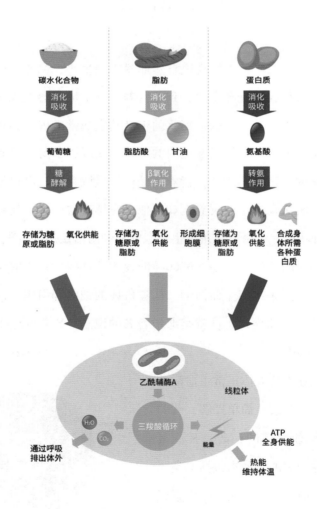

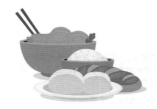

碳水化合物

作　　用　提供能量、抗生酮作用、节约蛋白质

食物来源　谷类、薯类、杂豆类

碳水化合物是人体的主要供能物质之一，它也被称为"糖类"，因为这类食物可以在肠道分解成葡萄糖、半乳糖、果糖为人体供能，主要来源于食物中的主食部分，各种薯类、豆类、小麦、大米、藜麦、燕麦、荞麦都含有丰富的碳水化合物。由于碳水化合物在机体代谢后的终产物是水和二氧化碳，所以它被称为"人体最清洁的能源"。

脂肪也是一种供能物质，而且单位质量所提供的能量比其他供能物质都高。坚果、橄榄油、亚麻籽油、茶油、牛油果，这些含有优质脂肪的食物是人体非常好的能量加油包。但是由于脂肪在机体内的代谢过程比较复杂，耗氧量大，对于有代谢功能障碍的人群来说远不如利用碳水化合物"经济实惠"。所以脂肪在机体更多时候扮演着"存钱罐"的角色，可见于我们的小腹、大腿等皮下的脂肪组织，同时它还肩负着保暖、缓冲压力、保护脏器的重任。

蛋白质可是人体最为重要的营养素，没有之一，正如它的希腊名"proteios"的含义——"最重要"。它不仅是供能物质，还是构成机体组织的重要成分，具有修复组织、调节众多生理功能的作用。此外，蛋白质还将糖、脂肪、水分以及各种营养素穿插交织，织成了一张生命之网。

维生素，即维持生命必需的元素。无论是否患有疾病，维生素的缺乏都会对健康不利。矿物质，如铁、锌、硒等，在机体内含量虽然很少，但作用也不能忽视。这两种微量营养素的缺乏，目前证实可增加各种慢性代谢性疾病的发生风险。

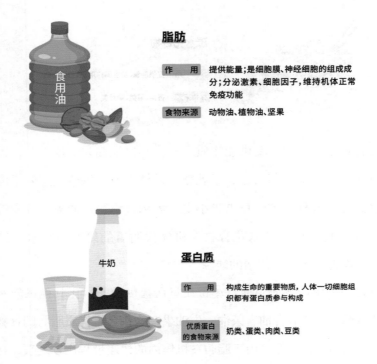

脂肪

| 作　用 | 提供能量；是细胞膜、神经细胞的组成成分；分泌激素、细胞因子，维持机体正常免疫功能 |
| 食物来源 | 动物油、植物油、坚果 |

蛋白质

| 作　用 | 构成生命的重要物质，人体一切细胞组织都有蛋白质参与构成 |
| 优质蛋白的食物来源 | 奶类、蛋类、肉类、豆类 |

　　膳食纤维原属于碳水化合物中的一种，但由于它具有特殊的生理作用而被独立列为一类营养素。它与便秘、糖尿病、肥胖、癌症、心血管疾病密切相关。

　　水是参与生命活动最基本的物质，是人体含量最多，最重要的营养素之一。成年人体重的60%为水，各个组织器官中均含有水分。它参与人体的新陈代谢过程，还具有润滑、调节体温等功能。

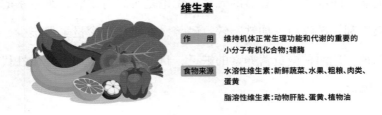

维生素

| 作　用 | 维持机体正常生理功能和代谢的重要的小分子有机化合物；辅酶 |
| 食物来源 | 水溶性维生素：新鲜蔬菜、水果、粗粮、肉类、蛋黄
脂溶性维生素：动物肝脏、蛋黄、植物油 |

矿物质

| 作用 | 构成骨骼、牙齿的重要成分；酶的辅基、活性中心 |

食物来源	钙：牛奶、酸奶、豆类、深色蔬菜
	铁：动物血、动物肝脏、红肉
	锌：贝壳类海产品，如牡蛎、红肉、动物内脏

第二节 肾病患者为什么要了解营养知识

大部分肾病患者通过各种途径学习到的"肾病饮食"是：得了肾病以后，不能吃豆制品，不能吃鲫鱼，不能吃鲤鱼，不能喝牛奶，不能喝豆浆，不能吃鸡蛋，不能吃海产品，不能吃牛羊肉，不能吃辣椒，不能吃洋葱，不能吃葱姜蒜，不能吃韭菜，不能吃南瓜……在这些舆论的影响下，目前的肾病饮食宣传，基本为"得了肾病=不吃……""靠不吃这不吃那，去保肾，保健康"。而几乎所有的肾病患者，远远没有意识到，自己盲目忌口，带来的瘦弱、体重下降、走路发飘，会严重影响自己疾病的远期走向！肾病营养的误区之多，影响之深，真的让我们这些专业的营养医生汗颜，希望更多的肾病患者通过学习，练就一双慧眼，用正确的营养知识武装自己，管理自己。

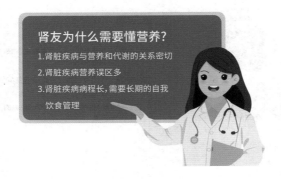

肾病患者，尤其是肾病晚期的患者，大部分伴有不同程度的营养缺乏，包括营养不良、贫血、骨质疏松等，同时还存在多种营养素代谢问题，如高氮质血症、高脂血症、高磷血症、高钾血症、低钙血症，微量营养素如B族维生素、维生素C、铁、锌、硒等的缺乏。

肾脏病患者营养不良的原因有哪些？

- 蛋白质、能量摄入不足
- 代谢性酸中毒
- 蛋白质和氨基酸丢失
- 微炎症状态，存在高分解代谢
- 残余肾功能下降
- 透析不充分导致高毒素状态

营养不良有什么危害？

- 营养不良加速肾功能恶化
- 疾病预后差，并发症增加，生活质量降低
- 增加住院率，延长住院时间，增加住院费用
- 营养不良患者较营养良好患者的死亡率明显增高，血清白蛋白每降低1g/L，死亡相对危险性增加40%

　　由此可见，与肾脏病作战，患者面对的营养问题挑战可真不小。患上肾脏病，一方面需要摄入营养物质避免出现营养不良；另一方面，不能摄入过多营养素加重肾脏的负担。多种营养素与肾脏病之间好似编织缜密的一张大网，相互作用，彼此影响。如何兼顾多种营养代谢需求，如何平衡多重营养素的作用，是一件非常不容易的事情。

　　此外，慢性肾炎、肾病综合征、痛风性肾病、狼疮性肾病、慢性肾功能不全，这些慢性肾脏病病程漫长，有的甚至与患者相伴终生，那么，上面提到的这些营养问题也会一直存在，更重要的是，它们会随着病情动态变化，此起彼伏，此消彼长。如果说，没有几个肾病患者能够有条件配备一位随身相伴的私人医生的话，那么，做好自我监测、自我管理就非常重要了。其实，只要通过认真的学习，获取科学的肾病和营养知识，每个人都是自己最好的营养师。

第三节　肾病患者如何知道自己是否营养不良

　　肾脏疾病常引起糖、蛋白质、脂肪、电解质的代谢紊乱，营养不良非常常见。而营养不良又直接影响肾功能的恢复、并发症的发生和肾脏病的预后，所以，肾病患者需要密切关注自己的营养状况，定期进行营养状况的监测，发现自己的营养问题，及时做出调整。那么，如何来实现自我监测呢？我们需要了解一些能够反映机体营养状况的指标。

（一）体重

体重是由人体脂肪组织和去脂组织构成的。体重的改变与人体热量、蛋白质的摄入改变是平行的，所以它可以从整体上反映人体的营养状况，尤其能够判断一段时间内能量的摄取与消耗是否平衡。对于肾病患者，它还是反映疾病的严重程度和预后的一个重要指标。

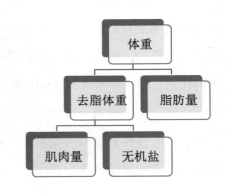

1.如何正确称体重

经常称体重的人会发现，同一个人一天之内的不同时刻测量的体重差异很大，比如吃饭或喝水前后、睡觉前后、大小便前后所称出的体重都有所不同。为了避免出现过大的误差，在测量体重时，应选择在每日、每周或每月的相同时间以及相似条件下进行。最好选择在清晨起床排便后、早餐前，或沐浴后赤脚穿内衣裤时进行称量。此外，选择一个准确的称量仪器也很重要。为了能准确地测量体重，体重仪的敏感度要小于0.1千克，并且测量前还需要进行校准。

2.多久称一次体重

称体重的时间间隔要根据个人的不同情况来决定。如果生活十分规律，每天的饮食和运动没有太大的变化，可以选择1个月称量一次。如果最近一段时间生活、饮食、起居、疾病状态等情况变化较大，或者正在选择进行饮食干预或运动调整时，可以每周称量一次。

3.标准体重是多少

对于成年人来说，标准体重是根据身高来进行计算的，我们常用的计算

公式为:

$$标准体重（kg）=[身高（cm）-100]×0.9$$

或

$$标准体重（kg）=身高（cm）-105$$

测得的体重如何判断是否正常呢?可以根据实际体重与标准体重的比值即体重比来判断体重的状况。计算公式如下:

$$实际体重占理想体重百分比（\%）=实际体重÷标准体重×100\%$$

体重自测标准

结果	体重状况
<80%	消瘦
80%~90%	偏轻
90%~110%	正常
110%~120%	超重
>120%	肥胖

 举例

张××,男,身高170cm,体重85kg。判断体重是否正常?

第一步 计算标准体重(kg)=（170-100）×0.9 = 63kg

第二步 计算实际体重占理想体重百分比(%)= 85÷63×100%=134.9%

参照上表中的标准,张××目前实际体重占理想体重百分比>120%,判定为肥胖

体重是自我监测最容易获得的身体测量指标,动态测量体重非常重要。

适宜的体重是维持我们身体健康的前提。体重过重可能会造成体脂增加，内脏脂肪面积增大，引起代谢性疾病；而体重过轻意味着存在着一定程度的营养不良，会导致免疫力降低，容易感染。保持健康体重是我们身体健康的前提。

（二）体质指数

体质指数简称BMI（body mass index），它是利用身高和体重的比例去衡量一个人是否太胖或者太瘦的指标。在营养学上，它是反映蛋白质–能量营养不良的可靠指标。对于肾病患者来说，它是一个非常好的营养评价指标。

它的计算公式是：$BMI (kg/m^2) = 体重 (kg) \div 身高 (m)^2$。

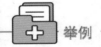 举例

李××，男，58岁，身高170cm，体重80kg。李××是否超重或肥胖？

计算体质指数：$BMI = 80 \div 1.7 \div 1.7 \approx 27.7 \ kg/m^2$

根据判定标准，李××目前为超重。

BMI的正常值介于$18.5 \sim 23.9 kg/m^2$，BMI大于$28 kg/m^2$判定为肥胖，介于$24.0 \sim 27.9 kg/m^2$判定为超重，小于$18.5 kg/m^2$判定为低体重，介于$17 \sim 18.4 kg/m^2$为蛋白质–能量营养不良 Ⅰ 级，介于$16 \sim 16.9 kg/m^2$为蛋白质–能量营养不良 Ⅱ 级，小于$16 kg/m^2$为蛋白质–能量营养不良 Ⅲ 级，BMI越低，患者的营养状况越差，对于疾病本身的影响越大。

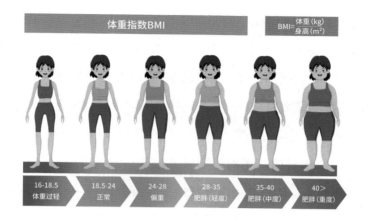

我国成人BMI判定标准

等级	BMI值	等级	BMI值
重度蛋白质–能量营养不良	<16.0	正常	18.5~23.9
中度蛋白质–能量营养不良	16.0~16.9	超重	≥24.0
轻度蛋白质–能量营养不良	17.0~18.4	肥胖	≥28.0

（三）腰围

在传统的人体营养状况评价方法中，经常会用到BMI，但BMI只考虑到身高的因素，不能客观地反映人体体脂含量。一般来说，同样的体质指数，运动员的体脂肪较少，肌肉发达；而普通人的肌肉量较少，体脂肪量却较多。这意味着虽然体质指数相同，却拥有着不同的身体构成。所以，即使体质指数是正常的，也不意味着一定健康。

对于人体来说，多余脂肪储存在腹部比储存于外周组织使发生各种代谢性疾病的危险性明显增加。也可以理解为与全身均匀性肥胖相比，以多余脂肪储存在腹部为特点的中心性肥胖的杀伤力会更大一些。腰围粗的人更容易出现高血压、糖尿病、高血脂、脂肪肝等慢性病。因此，肾病患者可以利用皮尺来量一量自己的腰围，来判断自己是否属于中心性肥胖。

1.如何正确测量腰围

腰围就是腰部周径的长度。很多人会在腰部最粗的地方绕一圈测量，这样的测量方式是不对的。正确的测量方法是：测量前做空腹准备，穿着内衣裤，露出腹部。身体直立、腹部放松，双脚分开30~40cm。测量位置很重要。从专业角度讲，测量点位于腋中线最低位置的肋骨下缘与髂骨上缘连线的中点的水平位置绕一圈。简单来讲，腰围的测量可以绕以肚脐为水平一圈，对于肥胖的人来说，可以在肚脐上0.5~1cm处绕一圈。测量时需要注意，要在被测者呼气结束时读取数值，并精确到1毫米。皮尺的松紧度要以紧贴皮肤但不能勒着皮肤为准。

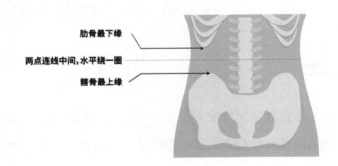

肋骨最下缘

两点连线中间，水平绕一圈

髂骨最上缘

2.腰围多少为正常

对于腰围的正常界值国内外并不统一。目前国内采用的标准为：男性腰围≥85cm，女性腰围≥80cm即判定为中心性肥胖。中心性肥胖表明脂肪在腹部蓄积，容易导致内脏脂肪含量增加，引起代谢紊乱。

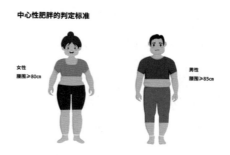

中心性肥胖的判定标准

女性
腰围≥80cm

男性
腰围≥85cm

（四）生化指标

生化指标在营养学上的灵敏度要远高于以上这些测量学指标。对于肾病患者来说，由于肾功能受损，肌酐、尿素氮排泄障碍影响一些指标的测定，可以用来评价营养状况的生化指标主要有白蛋白、前白蛋白、血钠、血钾、血钙、血磷。各位肾病患者在定期复查就诊时，采血拿到化验单后，可以关注一下生化检查单中的这些指标是否正常，从而快速了解自己近期的营养状况。

1.白蛋白

正常人体内白蛋白的范围为35~55g/L，血清白蛋白低于35g/L，提示蛋白质营养不良，这种情况说明肾病患者的饮食中富含蛋白质的食物摄入过少，或者总进食量少，热量不足，摄入的蛋白质类食物分解供能了。一般认为，白蛋白介于30~35g/L为轻度缺乏，介于25~30g/L为中度缺乏，小于25g/L为重度缺乏。当白蛋白小于25g/L时，患者会出现水肿。但白蛋白生物半衰期长（约20天），早期缺乏不易检出，提示慢性营养不良。

2.前白蛋白

相对于白蛋白，前白蛋白能更早、更及时地反映人体的营养状况，是评价急性营养不良和反映采血近2~3天内膳食摄入情况的灵敏指标。前白蛋白的正常值范围介于200~400mg/L，血清白蛋白低于200mg/L，提示急性蛋白质营养不良。前白蛋白介于160~200mg/L为轻度不足，介于100~160g/L为中度不足，小于100g/L为重度不足。

3.血钠、血钾、血钙、血磷

血清中电解质的水平（如血钠、血钾）和矿物质水平（血钙、血磷）不仅反映了肾脏的滤过和重吸收功能，提示一些其他疾病的存在，也从另一角度体现了食物摄入情况，是膳食是否进行调整和如何调整的参考依据。生化报告单中的血钠、血钾、血钙、血磷四个指标的提示意义见下表。

生化检查中离子检查的意义

检测项目	英文缩写	正常值范围	提示意义
血钠	Na	135~145mmol/L	高钠：①水摄入不足；②水丢失过多；③内分泌疾病 低钠：①慢性肾脏病合并酸中毒、使用利尿剂、呕吐、腹泻、出汗多；②急慢性肾功能不全少尿期；肝硬化等
血钾	K	3.5~5.3mmol/L	高钾：①肾脏疾病；②高钾饮食；③其他：挤压伤、溶血、组织缺氧、酸中毒等 低钾：①多尿、呕吐、腹泻、胃肠引流；②醛固酮增多症、碱中毒、糖尿病酸中毒治疗恢复期等
血钙	Ca	2.1~2.8mmol/L	升高：甲状旁腺功能亢进、多发性骨髓瘤、大量应用维生素D制剂 降低：长期低钙饮食或吸收不良；原发性或继发性甲状旁腺功能低下、慢性肾功能不全、佝偻病、骨软化症等
血磷	P	0.8~1.6mmol/L	升高：慢性肾功能不全、维生素D摄入过量、骨折愈合期等 降低：甲状旁腺功能亢进、佝偻病、骨软化症、长期腹泻、吸收不良等

（五）营养素缺乏的身体表现

一般来说，当机体缺乏一些特定的营养素并持续一段时间后，从身体的各个部位可以观察到一些表现，从而提示我们需要注意自己是否发生了相关的营养素缺乏。对于这点，WHO专家委员会建议我们应特别注意以下12个方面。

营养素缺乏的表现

部位	表现	可能缺乏的营养素
头发	干燥、变细、易断、脱发	蛋白质-能量、必需脂肪酸、锌
鼻	皮脂分泌多	烟酸、维生素B_2、维生素B_6
眼	眼干、暗适应差	维生素A
	睑角炎	维生素B_2、维生素B_6
牙	龋齿	氟
舌	舌炎、舌裂、舌水肿	维生素B_2、维生素B_6、维生素B_{12}、叶酸、烟酸
口腔	齿龈出血、肿大	维生素C
	味觉减退、改变	锌
	口角炎、口角干裂	维生素B_2、烟酸
甲状腺	肿大	碘
指甲	舟状指、指甲变薄	铁
皮肤	干燥、粗糙、过度角化	维生素A、必需脂肪酸
	瘀斑	维生素C、维生素K
	伤口不愈合	锌、蛋白质、维生素C
	阴囊及外阴湿疹	维生素B_2、锌
	丘疹、皮疹	烟酸
骨骼	佝偻病体征、骨质疏松	维生素D、钙
神经	肢体感觉异常或丧失、运动无力	维生素B_1、维生素B_6
肌肉	萎缩	蛋白质-能量

第四节　与肾脏最"亲密"的营养素

肾病患者，尤其是慢性肾功能不全患者，由于肾脏功能严重受损，致使含氮代谢产物潴留，电解质、酸碱失衡、内分泌紊乱等，导致多种营养素代谢问题，如高氮质血症、高脂血症、高磷血症、高钾血症、低钙血症、微量元素缺乏等。

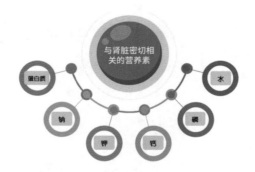

（一）能量

无论是清香的馒头、酸甜的水果，还是软糯的薯类、香脆的坚果，无不包含着太阳赐予人类的初始动力——能量。只要有源源不断的日光照射，对于在蓝色星球上生活的人类来说获取能量就不是一件困难的事情，无论是植物类食物还是动物类食物，如今的我们都能轻松获取，然而对于肾病患者来说却不尽然。

有相当一部分肾病患者由于炎症、代谢紊乱，毒素蓄积，胃肠功能下降，使他们对食物失去兴致。而能量不足的身体就像一台汽油不足的汽车，铆足了力气也跑不了多远。这时候大多数肾病患者的表现是精神不振，疲乏气短，动一动就心跳加速，或是整天只想坐着躺着。

营养学上，身体对能量的动员使用过程绝对比划着一根火柴要复杂得多，就拿细胞来说，一个细胞的工作原理的复杂程度绝不亚于宇宙飞船的运行原理。伴随着能量的释放，细胞动用了大量的糖类、脂类、维生素、氨基酸、微量元素，各种营养素之间相互配合，像齿轮一样丝丝入扣。优质的食物在带来能量的同时，也提供了细胞消耗能量所需的各种营养素，这使得细胞的发动机能运转不息。反之，人体也只有在充足的能量供给前提下，才能保证蛋白质和其他营养素的充分利用。

因此，肾脏病患者的能量供给应同时考虑避免营养不良和保护肾功能两个方面。供给量一般按照30~35kcal/（kg·d）的标准计算。

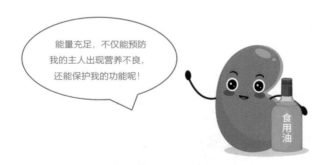

能量充足，不仅能预防我的主人出现营养不良，还能保护我的功能呢！

（二）蛋白质

食物中的蛋白质经过分解产生的代谢产物是经过肾脏排出体外的。当肾功能不全时，会存在不同程度的蛋白质代谢异常，主要表现为氮质血症、氨基酸谱异常等。

氮质血症是指蛋白质代谢产生的含氮物质大量蓄积于体内。这些含氮物质对肾脏本身有毒害作用，诱导尿毒症的发生。所以，对于有实质性肾脏损害的肾病患者，需要限制蛋白质类食物的摄入量，以减少含氮物质的产生。但是，对于存在中重度营养不良，接受长期透析治疗的患者，蛋白质摄入量不应太过严格的限制，以免加重营养不良，加快疾病的进展。

血中氨基酸谱异常是指血中必需氨基酸与非必需氨基酸的比例低于正常人，其中必需氨基酸的含量绝对性降低，对肾脏的重建与修复影响很大。由于植物中含有的蛋白质和人类自身蛋白质的氨基酸种类相差甚远，不容易被身体吸收利用，而更容易被作为废弃物排泄，所以，肾病患者应尽量减少植物蛋白质的摄入，多增加优质蛋白质如牛奶、鸡蛋、瘦肉的摄入。

因此，对于肾脏病患者来说，蛋白质就像一把双刃剑，摄入过多可引起肾小球高灌注、高滤过、高压力，加重肾小球血管的硬化，减少滤过面积，促进肾功能的恶化；摄入过少则会削弱身体的免疫力，还会造成身体各项机能的下降，重者出现下肢、眼睑等部位的浮肿，所以合理摄入蛋白质非常重要！

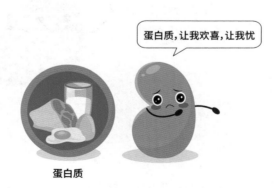

蛋白质，让我欢喜，让我忧

蛋白质

（三）水

与我们每天喝的水不同，人体内的水作为体液存在，是维持人体正常生理功能的重要营养物质之一，是人体的"溶剂""清洁剂""润滑剂""调节剂""消化液"。

水与肾脏的关系可太密切了。我们每天喝的水（水和电解质）经过胃的吸收进入血液，经过循环系统进入人体各组织细胞进行代谢，最后进入肾，在肾内进行血液过滤，就滤出一种和血浆一样但不含蛋白质的液体叫原尿，原尿每天形成的量很大，约有150L。原尿通过肾小管时又将其中绝大部分水、全部的葡萄糖和一部分盐（钙、镁离子）重新吸收，送回血液。剩下的含有残余物质（包括人体代谢废物和电解质，如尿素氮、尿酸及钠、钾、钙离子）的浓缩液体就是尿，约占原尿的1%。正常人一天尿量为1~2L，一般呈淡黄色，相对密度在1.003~1.030。增加饮水量可以增加尿量，稀释尿液和防止尿液过饱和而使析出的晶体在局部沉积，进而预防肾结石的发生或减少复发。

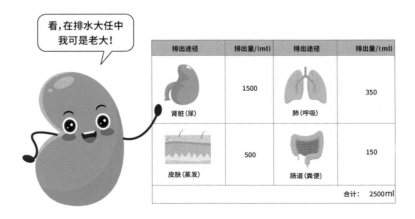

看,在排水大任中
我可是老大!

排出途径	排出量/(ml)	排出途径	排出量/(ml)
肾脏(尿)	1500	肺(呼吸)	350
皮肤(蒸发)	500	肠道(粪便)	150
		合计：	2500ml

（四）钠

正常饮食时，人体每天从肠道吸收的氯化钠约4500mg，从肾脏排泄2300～3200mg。肾脏功能正常情况下，对钠摄入量的变化有很强的调节能力。当肾小球滤过率下降时，血压对氯化钠的敏感性增加，过多的钠可使血压升高，增加血容量，加重心肾负担，使肾功能恶化。而极低的钠摄入量也不科学，其危险性不亚于高钠。当人体每天钠摄入量低于50mmol/L时，可发生严重的并发症，使心血管功能储备降低，还可激活肾素–血管紧张素系统，加速心肾功能的衰竭。

（五）钾

成人每天从食物中摄入钾2400～4000mg，每天排出280～360mg，其中90%从肾脏排出，肾脏是维持血钾平衡的主要器官。慢性肾脏病4期、5期的患者，也就是肾衰竭、尿毒症的患者，肾的排钾功能明显下降，因此，容易出现高钾血症。此外，当肾功能不全时对摄入的钾十分敏感，在少尿期如果突然增加钾的摄入量，则有可能因高钾血症而导致心律失常甚至心搏骤停。

钾是所有生命细胞的基础物质，广泛存在于各种食物中。含钾最丰富的食物是未经加工的天然植物性食物，尤其是各种新鲜的蔬菜水果。肾功能正常的人，可食用低钠盐减少钠的摄入。低钠盐富含钾，有助于维持人体钠钾平衡。但肾衰竭的患者，钾排泄障碍，使用低钠盐后易导致高钾血症。

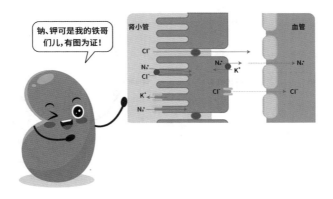

（六）钙和磷

肾是调节体内钙磷代谢的主要器官之一，许多肾病直接或间接地引起钙磷代谢紊乱，如肾病综合征、肾小管酸中毒、慢性肾衰竭等，临床上以慢性肾衰竭所致的钙磷代谢紊乱最常见。

慢性肾脏病（CKD）应从3期开始就评估钙代谢水平，不达标者即开始补充。肾功能正常的CKD患者如果仍服用糖皮质激素，应口服碳酸钙或其他的钙剂，并同时服活性维生素D以促进其吸收。肾功能不全的CKD若合并代谢性酸中毒和高磷血症，可口服碳酸钙（纠酸、降磷一举两得）。

相信肾病患者对钙这个营养素都很熟悉，然而，对磷可能比较陌生，是不是我们对它的记忆还停留在化学元素周期表上？食物中的磷在肠道被吸收，主要经由肾排泄，少部分经粪便排泄。当肾功能下降到一定程度，就出现磷的排泄减少，造成体内磷的潴留和血磷水平的升高，这在终末期肾脏病透析患者中是一个非常普遍的情况。

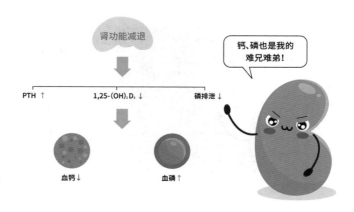

（七）维生素

肾脏是一个由过滤器和吸收器构成的精密脏器，主要作用之一是滤过垃圾，回收营养物质。得了肾病后，最主要的问题就是滤过器的滤过孔变大，导致不该滤过的物质如蛋白质、红细胞通过滤过孔丢失了，而维生素是个头非常小的一类营养素，更容易通过病变的肾脏丢失。因此，慢性肾病患者常常伴有不同程度的维生素缺乏。

此外，慢性肾病患者常因促红细胞生成素的减少而并发贫血症状，非透

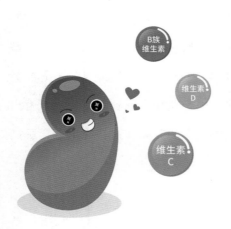

析患者的营养治疗需要补充充足的维生素，包括B族维生素、维生素C以及维生素K等营养素，有助于肾功能的恢复，尤其是多补充能够促进红细胞合成和代谢的维生素，如叶酸、B族维生素、维生素B_{12}等。因而患者饮食上应注意选择富含维生素的食物并及时补充各种维生素。

第五节 肾病患者的"明星食物"

肾脏病与其他慢性疾病一样在平衡膳食、食物多样的原则上也有自己的"好恶"，本节我们就介绍几种常见的适宜慢性肾病患者食用的"明星食材"。

一、小麦淀粉——主食替代小能手

很多肾病患者得了肾病后越来越瘦，干什么也提不起精气神。不得不说，这是肾病患者共同存在的问题：忌口太严，一味地少吃。短时间看，营养跟不上，血肌酐降低了（因为肌肉量减少了，肌酐也会降低），然而，用营养不良换来的肌酐下降，是没有意义的，因为在接下来的阶段有可能会遭遇反复感冒、感染等更加糟糕的情况。

有些食物，肾病患者该吃就得吃，是绝对不能少的！比如主食，因为主食是为人体提供热量的主要来源。如果每天主食吃不够，热量不足，身体没有足够的"柴"来烧，会十分乏力，干什么都没有力气。而且这种情况下，身体还会借燃烧脂肪、蛋白质这些"珍贵木材"来供能，造成宝贵资源的浪费，同时使得代谢废物增多，加速肾功能的恶化。

这时，可能会有肾病患者问："主食是可以提供热量，但它们都是植物

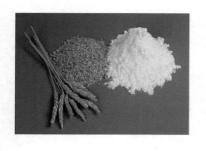

小麦淀粉

性食物，其中的蛋白质不好，吃多了岂不是加重肾病？"这可真是"灵魂的拷问"，反驳得非常在理，我们既需要补充能量，又不想摄入过多的非优质蛋白，此刻，"小麦淀粉"这一神奇的物质闪亮登场，非常完美地解决了肾病患者的主食问题。

面粉经过加工，将其中的一部分蛋白质分离去除制成淀粉制品，"小麦淀粉"由此而生。它的神奇之处在于其蛋白质含量不到普通小麦粉的十分之一，而提供的能量却一点不输小麦粉。肾病患者以小麦淀粉为主食，一方面可以提供充足能量，另一方面减少了劣质蛋白质的摄入，节约出来的蛋白质可以通过肉、蛋、奶、豆等优质蛋白质来补充从而达到优质低蛋白的饮食目标。此外，小麦淀粉低磷低钾，非常适合慢性肾脏病（3~5期）合并高磷血症、高钾血症的患者食用。

小麦粉与小麦淀粉的营养成分

100克食材	小麦淀粉	小麦粉（标准）
热量（千卡）	351	362
蛋白质（克）	0.2	15.7
钾（毫克）	8	190
磷（毫克）	33	167

从烹调角度来看，小麦淀粉色白，透明度高，做出来的食物晶莹剔透，令人赏心悦目，肾病患者可用来制作小麦淀粉面条、小麦淀粉蒸饺、小麦淀粉鸡蛋饼、小麦淀粉糖包、肠粉、冰皮月饼等。

营养小贴士

　　小麦淀粉，其营养优势是低蛋白、低磷、低钾，可用于替代肾病患者的部分主食，从而有效降低非优质蛋白的摄入量。

二、藕粉——补充能量"好帮手"

　　身体需要热量来维持我们的各种生命活动，别的不说，首先得维持心跳、呼吸、血压和体温，而肾病患者需要摄入高热量食物，其重要的原因之一是帮助身体利用蛋白质。如果吃进的热量不够，身体会把蛋白质拉来做苦力，充当热量，这样一来，蛋白质会很生气，产生更多的代谢废物，最终苦得还是肾！

　　补充热量最经济实惠的方式就是吃含淀粉或糖类的食物，可是当肌酐升高，普通主食吃太多，蛋白质摄入又会超标，这时候除了上文介绍的小麦淀粉，藕粉也是五星推荐的好食材。

　　藕粉，就是用莲藕磨的粉。莲藕中含有淀粉、黏液蛋白和膳食纤维，能与人体内的胆酸盐、食物中的胆固醇以及甘油三酯结合，从而减少脂类吸收。莲藕中还含有一定量的鞣质，具有健脾的功效，可以增加食欲，开胃健中，促进消化，改善食欲低、纳差的症状。

　　日常生活中我们购买的藕粉都是经过加工的，其中多少都会添加一些淀粉或白

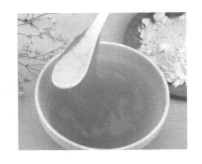

藕粉

砂糖等，所以藕粉要想喝最纯正的，应该用天然的、无添加的。纯藕粉是碳水化合物，蛋白质含量基本为零（每100g藕粉含蛋白质0.2g，提供372kcal的能量），此外磷和钾的含量也很低（每100g藕粉含磷9mg）。因此，肾病患者家中可以常备纯藕粉，食用后既可以增加能量摄入，减少体内蛋白质的分解，又可以安神助眠，健脾开胃，益血补心，提高免疫力。

纯藕粉容易储存且食用方便，非常适合作为肾病患者家中的常备饮品。制作时需注意用沸水冲泡才能有透明黏稠状，如果水温不够很可能变成一杯"石灰水"，此时可以将未冲泡开的藕粉放入微波炉二次加热至黏稠状就可以食用了。藕粉也可以与奶粉、果珍粉、葛根粉一起搭配食用，以丰富其口味。

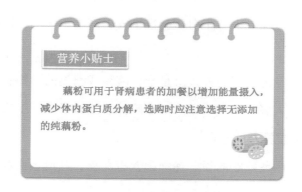

营养小贴士

藕粉可用于肾病患者的加餐以增加能量摄入，减少体内蛋白质分解，选购时应注意选择无添加的纯藕粉。

三、豆腐——肾脏病患者的"全能食品"

一提到豆腐，可能所有的肾病患者都会摇头，甚至连许多医生也会告诉患者"不要吃豆腐"。豆腐作为中国人民的伟大发明竟然遭如此误解，这里，我们不仅要为它"正名"，还要在大量研究结果的佐证下标榜它为"全能食品"！

常见蛋白含量高的食物营养成分

100克食材	热量（千卡）	蛋白质（克）	脂肪（克）	钾（毫克）	磷（毫克）	胆固醇（毫克）
豆腐	84	6.6	5.3	118	82	---
瘦猪肉	143	20.3	6.2	305	189	81
鸡蛋	151	12.1	10.5	154	130	585
牛奶	65	3.3	3.6	180	90	17

很多人认为，大豆制品是植物蛋白，含非必需氨基酸高，会增加肾脏的负担，加速肾病的进展。其实这是一种错误的观念，一直以来并没有经过权威的实验证实，相反，越来越多的研究结果证实，大豆制品并不会加重肾脏的代谢负担，有的研究结果还表明，大豆制品可以延缓肾功能损害的进展！

大豆制品是公认的四大优质蛋白类食物之一，被人们称为"植物肉"，其中的蛋白质含量高达35%～40%，其所含必需氨基酸比例不低于动物蛋白。而且大豆蛋白质的氨基酸与人体所需的氨基酸十分接近，必需氨基酸种类齐全、数量充足、比例合理。此外，经过加工的豆制品吸收率很高。

豆腐不但蛋白质含量丰富，而且因为加工的需要，其嘌呤、磷、钾的含量已经远小于同等质量的黄豆，最重要的是豆腐不含胆固醇！众所周知，高胆固醇是动物性食物的特点之一。豆腐还富含亚油酸和卵磷脂，在减轻血管硬化、延缓慢性肾衰竭进展方面的功效优于动物蛋白。再者，豆腐中含有丰富的大豆异黄酮，研究数据表明，大豆异黄酮不仅可增加肾小球血流量，延缓肾功能下降，还具有抗氧化、调节血脂、降低血压的作用。此外，豆腐还可以提供钙、大豆低聚糖等对人体有益的营养素，这些可都是肉类无法匹敌的营养优势呢！

对于大量蛋白尿的患者来说，有研究发现含有豆腐的饮食比不含豆腐的饮食对尿蛋白的影响更小。

如果我们认真比较一下豆腐和其他动物性食物，就会发现除了蛋白质含量稍有逊色外，其他方面豆腐几乎完胜！

所以，肾病患者不应该禁食豆制品，在蛋白质摄取上，可适量选用豆腐及其他豆制品部分替代动物性食品，但不建议全部替代，同时要注意总蛋白质的摄入量不可超标。

营养小贴士

豆腐不仅不是肾病患者的"大忌"，反而各类营养素含量丰富，适量吃能为肾病患者提供多方面的营养获益。

四、蛋清——低磷高蛋白的好食材

肾脏是机体控磷、排磷、留磷的主要脏器，血磷是慢性肾脏病及透析肾病患者较常出现异常的一个指标，从慢性肾脏病3期开始，就应该重视对高血磷的预防及纠正。

磷，广泛存在于各类食物中，蛋白质含量高的天然食物如肉类、奶类、豆类，磷含量也相对更高。因此，摄入蛋白质类食物的同时也会摄入一定量的磷，这可不是单纯避免高磷加工食品和有限的几种高磷食品就可以解决的问题。肾病患者如果保证在蛋白质摄入能够维持良好营养状态的前提下，降低磷的摄入量，就必须来了解"磷/蛋白质比值"这个名词了。

磷/蛋白质比，即每100g某种食物中含有的磷（mg）与含有的蛋白质（g）的比值。同样的蛋白质摄入，选择低"磷/蛋白质比"的食物，吃进体内的磷更少。有研究证明，避免高磷/蛋白质比例的食物，能够将膳食磷酸盐摄入量从1～1.5克/日降低到0.5～0.6克/日，从而有效降低膳食磷摄入。

不同食物磷/蛋白比值

食物	重量	磷（mg）	蛋白（g）	磷/蛋白比（mg/g）
磷/蛋白<5mg/g				
鸡蛋蛋白	1个，大	5	3.6	1.4
海参	100g	28	16.5	1.7
罗非鱼	100g	102	22.6	4.5
磷/蛋白5～10mg/g				
鸭胸脯肉	100g	86	15.0	5.7
羊肉（肥瘦）（均值）	100g	146	19.0	7.7
鸡肉（均值）	100g	156	19.3	8.1
牛肉（肥瘦）（均值）	100g	168	19.9	8.4
猪肉（瘦）	100g	189	20.3	9.3
鳕鱼	100g	223	22.9	9.7
磷/蛋白10~15mg/g				
带鱼（白带鱼，刀鱼）	100g	191	17.7	10.8
草鱼（白鲩，草包鱼）	100g	203	16.6	12.2
豆腐（北）	100g	158	12.2	13.0
鸡蛋	1个，大	84	6.3	13.3
明虾	100g	189	13.4	14.1
磷/蛋白>15mg/g				
鸡蛋蛋黄	1个，大	65	2.6	22.8
低脂牛奶（2%）	30ml	229	8.1	28.3
酸奶（均值）	100g	85	2.5	34.0

从食物磷／蛋白质比的数据表中，我们可以看到鸡蛋蛋清是磷/蛋白比最低的食物之一。鸡蛋，在营养学上被誉为"蛋白天花板"，全蛋的营养价值非常高，肾病患者每天都可以吃1个鸡蛋，一旦发现血磷升高时，可以暂停吃蛋黄，每天吃2～3个鸡蛋的蛋清，如果血磷控制得不错，可以每天吃蛋清，隔日吃1个蛋黄。如果肾病患者合并了高胆固醇血症，同样需要限制蛋黄，一周2～3个蛋黄即可。

因此，对于合并高磷血症和／或血胆固醇异常的患者，特别推荐选择蛋清这一食物，既可以获得足够的蛋白质，又不必担心磷和胆固醇摄入超标。

营养小贴士

对于合并高磷血症和高胆固醇血症的肾病患者推荐蛋清作为蛋类食品的最佳选择。

对于不存在代谢障碍的患者可每天一个整蛋。

五、鱿鱼/银鱼/三文鱼——肾病患者的"智选鱼"

如果你是一名长期遭受病痛折磨的肾病患者，那一定知道，心脑血管病是慢性肾脏病患者的第一杀手。目前有许多研究证实，经常吃鱼能降低心血管疾病和脑卒中的发生风险。

鱼肉和禽肉、畜肉均含有丰富的优质蛋白、矿物质和维生素，但在脂肪含量和构成上却大有不同。鱼肉含有丰富的可以预防心脑血管疾病的不饱和脂肪酸，一些鱼还含有比较多的DHA和EPA，具有改善血液循环，预防血栓、动脉粥样硬化、抗炎的作用。而畜肉的脂肪多以饱和脂肪酸为主，吃得太多对健康不利。但是，鱼肉也不是完美的食物，例如其中的胆固醇、嘌呤在鱼中的含量要比畜肉高很多。

我们从众多的鱼中优选了3种相对比较适合肾病患者食用的鱼，由于不同肾脏疾病的营养需求不同，因此我们结合它们各自独特的营养优势，为大家推荐个体化的智选方案如下。

高磷高钾吃鱿鱼。从下表中可以看出对于高磷高钾的肾病患者来说，鱿鱼是个非常不错的选择，其磷和钾的含量都是比较低的。肾脏病患者如果没有高胆固醇血症，可以选择鱿鱼作为高磷合并高钾血症时优质蛋白的来源之一，待高磷、高钾纠正之后再考虑食物多样化。

尿酸高，选银鱼。痛风发作时禁止食用含嘌呤较多的水产品，但银鱼是个例外。银鱼高蛋白低脂肪，其中的嘌呤含量极低，可以作为痛风发作期时的鱼类食物选择，除此之外，海参、海蜇皮都属于低嘌呤的水产品。

保护心血管，选三文鱼。三文鱼的肉味鲜美，肉质细嫩，蛋白质含量高，胆固醇含量低，钠含量低。然而，其最突出的营养特点是其鱼油中富含丰富的n−3多不饱和脂肪酸，尤其是EPA（553mg/100g）和DHA（774.2mg/100g），可谓鱼类中的"Omega3王者"。

鱿鱼、银鱼、三文鱼主要营养成分表

100克新鲜食材可食部	鱿鱼	银鱼	三文鱼
热量（kcal）	84	105	139
蛋白质（g）	17.4	17.2	17.2
脂肪（g）	1.6	4	7.8
胆固醇（mg）	268	361	68
磷（mg）	19	22	154
钾（mg）	290	246	361

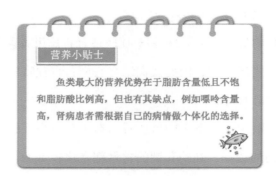

营养小贴士

鱼类最大的营养优势在于脂肪含量低且不饱和脂肪酸比例高，但也有其缺点，例如嘌呤含量高，肾病患者需根据自己的病情做个体化的选择。

第六节　医生口中那些听不懂的"治疗膳食"

一、优质低蛋白饮食

在肾病患者的饮食方面，"优质低蛋白饮食"是肾病科医生最喜欢说的一句话，而且常常出现在肾病患者的出院医嘱中。这几个字，看似简简单单，其实涵义深刻，让我们一步一步来理解。

1.什么是优质蛋白

人类能从食物中获取的蛋白质种类很多，食物中的蛋白质越接近人类自身的蛋白质形态，它的吸收利用率就越高，如果和人类自身的蛋白质差别越大，它的吸收利用率就越差，越容易被作为废弃物代谢排出体外。人类也是动物的一员，所以动物来源的食物中含有的蛋白质和人类自身蛋白质的形态最接近，因此，容易被吸收利用，我们称之为优质蛋白质，其中又以陆生动物肉质中的蛋白质更接近构成人体的蛋白质。经过科学家的论证，天然食物中最好的蛋白质来源依次为：蛋类、奶类、肉类、豆类（特指大豆制品）。

优质蛋白质来源的食物

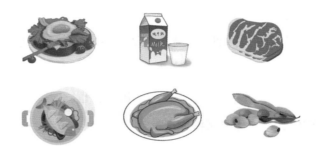

2.什么是低蛋白饮食

低蛋白饮食是指每日蛋白质摄入不超过40g，或按每千克体重每日不超过0.6~0.8g。例如，如果你是一名慢性肾脏病3期的患者，你的体重是60kg，那每天摄入的蛋白质不应超过48g。

3.什么是优质低蛋白饮食

优质低蛋白饮食的关键是"量少质优"，也就是说，肾病患者吃进的蛋白质的总量要低，但在这有限的蛋白质中占多数的应该是身体好利用的蛋白质，如果进行量化的话，我们摄入的蛋白质中60%应该是优质蛋白，也就是肉、蛋、奶、豆制品。

4.哪些肾病患者需要采用优质低蛋白饮食

根据最新指南，要求肾小球滤过率低于60ml/（min·1.73m^2），也就是慢性肾脏病3-4期及5期未透析的患者应采用优质低蛋白饮食。当然，其他类型的肾病如造成了肾功能不全，也需应用优质低蛋白饮食。

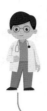

哪些肾病患者需要低蛋白饮食？

· 肾小球滤过率<60ml（min·1.73m²）的患者
· 慢性肾脏病3~4期和5期未透析的患者，以及其他类型肾病造成肾功能不全，需要低蛋白饮食

5.坚持优质低蛋白饮食有什么益处

大量研究结果表明，长期坚持优质低蛋白饮食能减轻肾脏负担，延缓肾病进展，对于肾功能不全、肾衰竭的患者，可推迟开始透析治疗的时间，且由于每克蛋白质含磷15毫克，减少蛋白质的摄入，也同时降低了磷的摄入。

6.优质低蛋白饮食具体怎么操作

步骤一　根据自己的身高算出标准体重

标准体重（kg）（男）=［身高（cm）－100］×0.9

标准体重（kg）（女）=［身高（cm）－100］×0.9－2.5

举例：一名女性肾病患者的身高是165cm，标准体重就是56kg。

步骤二　根据指南推荐计算每日总蛋白质摄入量

举例：如果上面这位肾病患者是慢性肾脏病3期患者，指南推荐蛋白质摄入量为每千克体重每日不超过0.8g。因此，她全日蛋白质摄入量应不超过45g。

步骤三　根据优质蛋白饮食的要求计算每日优质蛋白的摄入量

举例：优质蛋白饮食的要求是优质蛋白占比达到50%及以上。上面这位肾病患者的每日优质蛋白摄入不应低于22g（优质蛋白占比达到50%），最好达到27g（优质蛋白占比达到60%）。

步骤四　根据常见食物的蛋白质含量数据安排一日饮食

通常肉、蛋、奶类所含的蛋白质为优质蛋白质，豆类食物所含蛋白质为植物性优质蛋白，其他植物性食物如米、面、蔬菜中所含蛋白质为非优质蛋白，水果几乎不含蛋白质。

一日优质低蛋白饮食举例

一日优质低蛋白饮食举例
早餐　糖包（小麦淀粉50g，白糖30g），牛奶250ml
加餐　苹果100g
午餐　蒸包（小麦淀粉100g，冬瓜100g，瘦猪肉50g）
加餐　橘子100g，藕粉25g
晚餐　番茄炒鸡蛋（番茄200g，鸡蛋60g），小麦淀粉面条100g
加餐　牛奶250ml
日烹调用油30g，食盐3g
营养素分析：热量1900kcal，蛋白质38g，其中优质蛋白31g

二、低盐、无盐、低钠饮食

低盐、无盐、低钠饮食都属于限钠饮食的范畴。限钠膳食，指限制膳食中钠的含量，食盐是钠的主要来源，每克食盐含钠约400mg，故限钠饮食以限制食盐摄入为主。

什么是限钠饮食？

- 低盐膳食：每天烹调用盐限制在2-4g或酱油10-20ml，忌用一切咸食，如咸蛋、咸肉、咸鱼、榨菜、酱菜、面酱、腊肠等
- 无盐膳食：烹调时不加食盐或酱油。忌用一切咸食如咸蛋、咸肉、咸鱼、榨菜、酱菜、面酱、腊肠等
- 低钠膳食：在无盐膳食的要求基础上，还要限制一些含钠高（每100g可食部含钠100mg以上的食物）的食物，如茼蒿、油菜、蕹菜、芹菜、小茴香等

1.哪些肾病患者需要采用限钠饮食

急慢性肾炎、肾病综合征以及出现水肿症状的肾病患者。

2.为什么要限钠饮食

钠是人体维持机体内外体液平衡的主要阳离子。当体液中钠的含量增高时，机体会保留更多的水以稀释增加的钠浓度，同时也会通过一些生理调节效应促进排钠、排水增多，从而保持体内的水钠平衡。如果肾脏功能出现障碍，导致水、钠排不出去，就会出现水肿。因此，肾脏病患者限钠的意义在于控制血压，减轻水肿，减轻心脏负担，降低尿蛋白。

3.减盐生活小技巧

（1）做饭少放盐，正确使用定量盐勺。逐渐改变重口味，培养清淡饮食习惯。家中应备有限盐勺、罐，量化用盐，逐渐减少食盐摄入，直到减至推荐用量。

（2）选用新鲜食材，巧用调味品替代。多采用蒸、烤、煮等烹调方式，享受食物天然的味道，不是每道菜都需要放盐。另外，可通过不同味道的调节来减少对咸味的依赖。如在烹制菜肴时放少许醋、柠檬汁等，提高菜肴的鲜香味，有助于适应少盐食物。也可以在烹调食物时使用花椒、八角、辣椒、葱、姜、蒜等天然调味料来调味。

（3）选择正确的炒菜放盐时间。烹饪菜肴时最好等到快出锅时再加盐，后放盐能在保持同样咸度的情况下，减少食盐用量。凉拌菜等菜品等到食用之前再放盐更好，口感更脆爽，因为菜会"吸盐"，同时挤出汁液。总之，放盐步骤越晚越好。用咸菜作烹调配料时，可先用

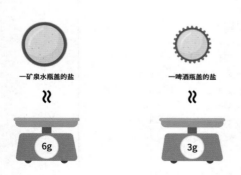

一矿泉水瓶盖的盐　　　一啤酒瓶盖的盐

6g　　　3g

水冲洗或浸泡，以减少盐的含量。

（4）少喝菜汤。因盐溶于水，菜汤含盐量很高，因此不要喝菜汤。

（5）少吃高盐包装食品。一些加工食品虽然吃起来没有咸味，但在加工过程中添加了食盐，比如熟食肉类或午餐肉、香肠或罐头食品（火腿肉、鱼罐头等）。在超市购买食品时，要学会看标签，拒绝高盐食品。一般而言，超过钠30%NRV（营养素参考数值）的食品需要注意少购少吃。

（6）减少外出就餐。很多餐馆为了吸引顾客，饭菜经常靠多油多盐增加香味。有研究显示，在餐馆就餐通常要比在家烹饪时多摄入近一半的油和盐。因此，尽量减少外出就餐或点外卖。如果在外就餐或点外卖，可主动要求少放盐或选择低盐菜品。

4.警惕食物中的"隐形盐"

生活中，除了我们熟知的一些高盐食物，还有一些"看上去"不是很咸，而是很甜或是很辣的食物实际上也是"含钠大户"，肾病患者一定要警惕下图中这些食物。

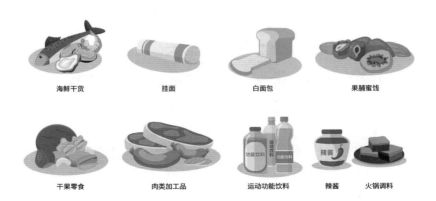

| 海鲜干货 | 挂面 | 白面包 | 果脯蜜饯 |

| 干果零食 | 肉类加工品 | 运动功能饮料 | 辣酱 | 火锅调料 |

二、低钾饮食

肾病患者由于肾排泄、重吸收功能减退，容易引起高钾血症，表现为嗜睡、神志模糊、反应迟钝、肌无力、心律失常等。所以，对于存在肾功能不全、尿毒症的患者，应在给予利尿剂或透析、血滤治疗的同时，应采用低钾饮食。

1. 哪些肾病患者需要采用低钾饮食

采血化验出血钾水平大于5.5mmol/L的肾病患者都需要采用低钾饮食。

2. 低钾饮食怎么做到

肾病患者应尽量选用每100g含钾量低于250mg的食物，如大米、富强粉、豆腐、鸡蛋、牛奶、瓜茄类的蔬菜、白菜、橘柚类水果、菠萝、草莓、葡萄、杏仁、海参等。避免一些含钾高的食物，如黄豆、绿豆、红豆等干豆类，香蕉、土豆、小米等。同时由于海水中钾含量较高，所以除海参外一切海产品都要少吃。

高钾食物

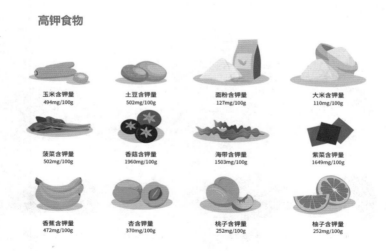

玉米含钾量 494mg/100g
土豆含钾量 502mg/100g
面粉含钾量 127mg/100g
大米含钾量 110mg/100g

菠菜含钾量 502mg/100g
香菇含钾量 1960mg/100g
海带含钾量 1503mg/100g
紫菜含钾量 1649mg/100g

香蕉含钾量 472mg/100g
杏含钾量 370mg/100g
桃子含钾量 252mg/100g
柚子含钾量 252mg/100g

3. 低钾饮食需要注意什么

对于肾病患者，定期监测血钾是非常重要的，需要谨防矫枉过正，造成低钾血症，尤其是对于应用利尿剂、胰岛素治疗以及透析治疗的患者，应根据血钾监测的情况及时调整饮食。

低钾饮食贴士

- 避免生食蔬菜，不喝菜汤
- 叶类蔬菜烹调前，先切后泡再焯水
- 瓜茄类蔬菜去皮后烹饪
- 带皮水果去皮后食用，不喝果汁
- 慎用低钠盐，健康美味盐，薄盐及无盐酱油

三、低磷饮食

患肾病多年的肾病患者，相信对高磷血症不会陌生。高磷血症害处多多，它可以和血中的钙离子结合成磷酸钙，沉积在软组织形成钙化灶，如肺、胃、肾、心脏及大关节附近的软组织和皮肤血管等，也会影响钙的吸收和转化，造成低钙血症。因此控制血磷非常重要。

1. 什么是低磷饮食

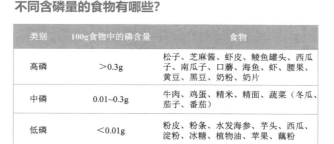
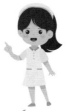

不同含磷量的食物有哪些？

类别	100g食物中的磷含量	食物
高磷	>0.3g	松子、芝麻酱、虾皮、鲅鱼罐头、西瓜子、南瓜子、口蘑、海鱼、虾、腰果、黄豆、黑豆、奶粉、奶片
中磷	0.01~0.3g	牛肉、鸡蛋、精米、精面、蔬菜（冬瓜、茄子、番茄）
低磷	<0.01g	粉皮、粉条、水发海参、芋头、西瓜、淀粉、冰糖、植物油、苹果、藕粉

低磷饮食要求每天饮食中磷含量不超过600mg。

2. 如何做到低磷的同时不缺蛋白质

低磷饮食操作起来比较麻烦的是在日常生活中几乎所有食物都含磷，且往往伴随在优质蛋白中，尤其在肉类、鱼、鸡蛋、奶制品等动物食品中含量较高。如何能够在保证营养的基础上，减少磷的摄入呢？近年来，有许多研究结果支持以食物中磷与蛋白质的比值来衡量含磷状况，磷/蛋白质的比值小于10mg/g为低磷食物。高磷患者多摄入低磷蛋白比值的食物就能达到既控磷又保证营养的目的。

低磷高蛋白食物

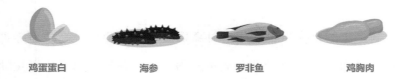

鸡蛋蛋白　　　　　海参　　　　　罗非鱼　　　　鸡胸肉

3. 低磷饮食需要注意什么

慢性肾病患者要注意选择食用新鲜的未经加工的食品。对于合理饮食仍然存在高血磷的患者，可口服适量磷结合剂，如碳酸氢钙或氢氧化钙，降低肠道对磷的吸收，透析患者还需要保证透析充分性，增加磷经透析途径的清除。

四、低嘌呤饮食

尿酸是人体嘌呤的终末代谢产物，人体有三分之二的尿酸随尿排出。对于肾病患者来说，由于肾功能减退，血中尿酸达到过饱和状态形成尿酸结晶，沉积于肾脏，引发病变，称之为痛风性肾病。形象一点说，尿酸就像管道中的淤泥，阻塞肾小管，导致梗阻，引发肾绞痛和血尿等症状。因此不论是慢性肾脏病患者还是痛风性肾病患者都应该有意识地去控制饮食中嘌呤的含量。

1. 什么是低嘌呤饮食

低嘌呤膳食是限制膳食中嘌呤含量的一种膳食。低嘌呤饮食的目的是减少外源性嘌呤的摄入，增加血尿酸的排泄。

2. 怎么做到低嘌呤饮食

（1）食物选择。多选择每100g可食部食物嘌呤含量低于150mg的食物。严格限制嘌呤者宜用嘌呤含量低于25mg/100g的食物，中等限制的可选用嘌呤含量为25～150mg/100g的食物。不论病情如何，痛风患者和高尿酸血症患者都需忌（少）用高嘌呤食物。尿酸及尿酸盐在碱性环境中易被分解，因此应多食用新鲜的蔬菜、水果等食物。

（2）蛋白质摄入。适量限制蛋白质摄入量，每日蛋白质的摄入量为50～70g，并以含嘌呤少的谷类、蔬菜类为主要来源，或选用含核蛋白很少的乳类、干酪、鸡蛋、动物血、海参等。

（3）烹调方式。嘌呤易溶于水，多采用蒸、煮、烩、炖、焯等烹调方式，应少选择辣椒、胡椒、麻椒、芥末、生姜等辛辣刺激调味品。

不同嘌呤含量食物一览表

类别	每100克食物中嘌呤的含量(mg)	食物
低嘌呤	<20	精制谷类、蛋类、海参、海蜇、乳类(脱脂)、蔬果类、海藻类、蜂蜜、咖啡、茶、可可等
中嘌呤	20～75	粗粮、螃蟹、青鱼、豆腐、芦笋、菌菇类、菠菜、韭菜等
高嘌呤	75～150	大部分鱼贝类、虾、牛肉、猪肉、鸡肉、干豆类
特高嘌呤	150～1000	沙丁鱼、凤尾鱼、蛤蜊、荤汤、内脏、脑、虾米、鱼干等

3. 低嘌呤饮食需要注意什么

对于肾病患者来说，一般不建议进食高嘌呤食物，但长期严格低嘌呤饮食易造成营养不良，严格控制嘌呤饮食的时间需要根据具体病情而定。鼓励肾病患者养成健康的饮食习惯，建立良好的生活方式，维持健康体重，配合一定的药物，定期监测血尿酸水平，在医生建议下合理饮食。

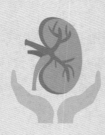

第四篇

"雅营正肾"

各类肾脏病患者如何合理安排饮食

不幸患了肾脏病的肾病患者们，一定要调整心态，积极治疗。也许大家还不知道，由于日常饮食与肾脏病的发生、发展关系非常密切，现代医学中营养治疗已经成为肾脏病综合治疗中非常重要的一部分。

　　在西方，古希腊医学之父希波克拉底已有"食物即药"的名言。而早在数千年前，祖国传统医学也提出了"寓医于食"的理论。两个来自不同医学体系的理念在历史的长河中遥相辉映，聚焦了营养在医学中的重要地位。本篇则为肾病患者们介绍不同肾脏疾病状态下应如何合理饮食，从而改善代谢，促进肾脏疾病的康复。

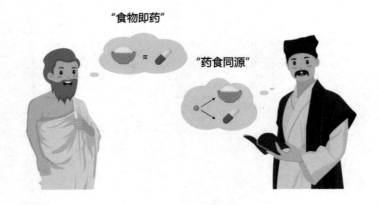

"食物即药"

"药食同源"

第一节 肾小球肾炎

· ·

肾小球肾炎，简称为肾炎，是最常见的肾脏疾病，也是许多肾脏病的早期阶段。顾名思义，其病变部位为肾小球，因其发病机制为免疫反应产生的抗原抗体复合物沉积在肾小球，造成肾小球损伤。临床可表现为水肿，蛋白尿，血尿，高血压，尿量减少或无尿，肾功能正常或下降。临床上常依据病因将其分为原发性与继发性（其他疾病诱发的肾炎），依据起病将其分为急性与慢性，依据尿蛋白程度又将大量蛋白尿者（尿蛋白定量大于3.5g/d）单独划分为肾病综合征。本节重点介绍不伴有肾功能损伤的原发性肾小球肾炎（不包括肾病综合征）。

肾小球肾炎示例病例：

患者女性，23岁，一周前淋雨后出现咽喉疼痛，无发热，当时没有重视，1天前出现肉眼血尿，尿常规示红细胞（++），尿蛋白（+）；24小时尿蛋白定量为0.8g/d，血尿素氮、血肌酐正常。

查体：身高165cm，体重60kg，血压150/92mmHg，眼睑和双下肢轻度水肿，余正常。

入院后完善相关检查后明确诊断为：急性肾小球肾炎。

一、肾小球肾炎为什么要注意合理饮食

合理的饮食可以降低因内源性蛋白质分解所致的尿素氮水平升高，减轻因水钠潴留引起的水肿，辅助肾小球组织修复，改善肾功能，预防或纠正营养不良。

二、什么样的饮食才是合理的

1. 饮食总量适中、质软好消化

急性肾小球肾炎患者建议充分休息，有肉眼血尿者，应卧床休息。每日食物的总量（总饭量）不宜过大，热量来源应以粮谷类（如馒头、米饭、面条、包子）、优质蛋白类（如肉类、鸡蛋、牛奶/酸奶）和植物油脂（如花生油、橄榄油、玉米油）为主。卧床者肠蠕动减慢，食物需质软好消化。

2. 蛋白质类食物这样吃

上述患者尿蛋白（＋），24小时尿蛋白0.8g/d，肾功能正常，不需严格限制蛋白质类食物，但也不应吃过多富含蛋白质的食物，供给量应为1.0g/（kg·d）（每天每千克体重1g）。如果每天吃鸡蛋1个、猪肉2两（1两=50g）、豆腐2两、牛奶300毫升大约可为身体补充42g优质蛋白质，加上主食和蔬菜中的蛋白质，一天总蛋白质约60g，是一个比较合理的数量。

如果有肾病患者出现了肾功能异常，血尿素氮轻度升高，则应限制蛋白质类食物，供给量应在0.6~0.8g/（kg·d），如肾功能进行性下降并出现少尿时，对蛋白质类食物需要严格限制，膳食蛋白质按照0.5g/（kg·d）来进食。

3. 出现高血压和水肿需低盐饮食

上述患者存在水肿、高血压，应低盐饮食。每天烹调用盐2~3g或者酱油10~15ml，不吃高盐食品，如咸菜、咸鸭蛋、豆腐乳、各类面酱、腌制食

品、挂面等。如出现严重水肿，短期内应给予无盐饮食，进入恢复期后逐渐增加食盐量。

4. 注意控制饮水量和高水分含量食物的摄入量

出现水肿时应限制液体总入量，每日液体的总入量应为前一天（24小时）排尿量加500~800ml，总入量包括输液量、饮水和食物中的水分。

三、食物选择

宜多选消肿利水食物，如赤小豆、薏苡仁、茯苓粥、鲫鱼、鲤鱼、冬瓜等。

忌选刺激性食物，如葱、姜、蒜、辣椒等。

该肾小球肾炎患者一日饮食举例

早餐：糖包100g，煮鸡蛋1个，清炒胡萝卜丝100g，纯牛奶150ml

上午加餐：苹果200g

午餐：米饭150g，青椒肉丝150g，清炒西兰花100g，鲫鱼汤

下午加餐：酸奶150g

晚餐：花卷100g，葱烧豆腐100g，香菇菜心100g，赤小豆薏米粥200ml

全日：植物油25g，食盐3g

（注：此食谱仅适用于无肾功能不全的患者）

第二节　肾病综合征

. . . .

肾病综合征是由不同病因引起的临床综合征，分为原发性和继发性，共同病理特点是肾小球基底膜通透性增高，其典型表现为大量蛋白尿（＞3.5g/d）、低蛋白血症（血浆白蛋白＜30g/L）、高脂血症及水肿。

肾病综合征示例病例：

患者男性，42岁，农民，主诉：间断双下肢水肿1年，加重1月。血常规：白细胞$8.15×10^9$/L，血红蛋白128g/L；生化：白蛋白27.6g/L，血肌酐62.5 μmol/L，血尿酸533.0 μmol/L；尿常规：蛋白（＋＋＋），潜血（＋＋＋），红细胞154.2/HPF；24小时尿蛋白定量4.24g/d。

查体：身高175cm，体重81kg，血压182/103mmHg，双眼睑及四肢指凹性水肿。

一、肾病综合征患者的饮食需要注意什么

1. 充足优质蛋白饮食

肾病综合征因尿中丢失大量蛋白质，血浆白蛋白的水平常降至正常值

的20%以下，造成肾性水肿。一般主张患者没有肾功能受损时，应给予相对高蛋白饮食，以弥补蛋白的丢失，即0.8～1.0g/（kg·d）+24小时尿蛋白丢失量。一旦患者出现肾功能不全，应限制蛋白质的摄入量，但全天蛋白质摄入量不应低于50g。对于儿童肾病综合征，膳食蛋白质供应量应在2.0g/（kg·d）的基础上再增加50%，以满足生长发育的需要。对于上述病例中这名患者，肾功能没有受损，经计算一日蛋白质摄入量应为72g。

2. 低盐饮食

肾病综合征患者因尿中丢失大量蛋白质，出现低蛋白血症使血管内的胶体渗透压降低，导致组织间隙液体增多，引发肾性水肿。应根据患者水肿和高血压的程度，给予低盐、无盐或低钠饮食。

病例中这名患者出现了高血压3级和高度水肿，应严格限制钠盐，一日钠的摄入量为500mg，是非常严格的一种低盐饮食。体现在饮食上就是，烹调时不加食盐或酱油，忌用一切咸食如咸蛋、咸肉、咸鱼、榨菜、酱菜、面酱、腊肠等。此外，还要限制一些含钠高（每100g可食部含钠100mg以上）的食物，如茼蒿、油菜、蕹菜、芹菜、小茴香等。

3. 低脂饮食

70%～100%的肾病综合征患者会出现高脂血症，表现在化验中血甘油三酯和/或血胆固醇升高，这时应少油低胆固醇饮食。做饭时适当减少植物油的用量，胆固醇摄入应低于300mg/d。不吃肥肉、猪油等动物油，不吃动物内脏，烹调方法以蒸、煮、炖、烩为主，禁吃油炸食物。

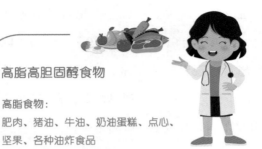

高脂高胆固醇食物

高脂食物：

肥肉、猪油、牛油、奶油蛋糕、点心、
坚果、各种油炸食品

高胆固醇食物：

猪脑、牛脑、猪肾、鸡肝、鸭肝、牛肝、鹅肝、
猪肝、鸡蛋黄、鸭蛋、鱿鱼、鱼籽、对虾、赤贝、
海蟹、肥猪肉

 家庭用油贴士

- 理想状态下各种油交替食用最好
- 凉拌菜优选橄榄油、茶树籽油等
- 炒菜用大豆油、玉米胚芽油等
- 煎炸食物选棕榈油

4. 保证充足的热量，防止蛋白质分解

根据患者食欲情况，每天保证食物提供足够的能量，促进蛋白质的充分利用和合成，供给量30～35kcal/（kg·d）为宜。病例中的这名患者虽为肥胖，但也需热量充足，经计算一日膳食热量约2250kcal。

二、食物选择

宜多选蛋类、奶类、瘦肉、豆腐等优质蛋白类食物；新鲜的蔬菜和水果；消肿利水食物，如赤小豆、薏苡仁、茯苓粥、鲫鱼、鲤鱼、冬瓜等。

忌选咸菜、腌制食品等高盐食品；肥肉、动物油、动物内脏、鱼子等高油高胆固醇食物；葱、姜、蒜、辣椒、芥末等刺激性食物。

该肾病综合征患者一日饮食举例：

早餐：花卷150g，清炒冬瓜100g，鸡蛋白2个，低脂牛奶250ml

上午加餐：藕粉40g，苹果200g

午餐：米饭150g，清蒸鲈鱼100g，肉末白菜粉丝250g，赤小豆水

下午加餐：酸奶150g，苏打饼干30g

晚餐：素包子2个，家常豆腐100g，清炒油麦菜200g，茯苓粥200ml

晚上加餐：面包100g，乳清蛋白粉10g

全日：植物油25g，烹调不加食盐

（注：此食谱仅适用于无肾功能不全的患者）

第三节　慢性肾脏病

慢性肾脏病是由各种原因造成的持续性蛋白尿、肾功能损伤而出现的一系列临床综合征。慢性肾脏病病程长，可为数年到十余年，它的进展速度除与原发病种类、药物干预等因素有关外，与日常的饮食习惯也密切相关。

营养不良是慢性肾脏病的常见并发症，是慢性肾脏病发展和患者死亡率

升高的危险因素。科学膳食不但可以延缓肾功能的恶化，还能纠正电解质紊乱，改善钙磷代谢紊乱等并发症。本节重点介绍尚未进入透析阶段的慢性肾脏病患者如何合理安排饮食。

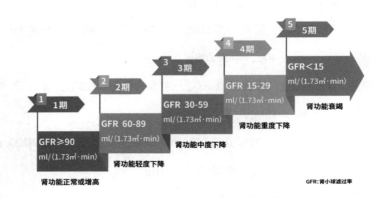

一、慢性肾脏病1-2期（非糖尿病肾病）

慢性肾脏病1-2期（非糖尿病肾病）示例病例：

　　患者男性，68岁，高血压病史7年，目前诊断慢性肾脏病2期。最新复查结果显示：尿蛋白（++）；24小时尿蛋白定量为1.2g/d；白蛋白32.2g/L，血红蛋白125.4g/L。查体：身高174cm，体重68kg，血压155/96mmHg，轻度浮肿。

（一）慢性肾脏病1-2期患者为什么要注意合理饮食

　　营养治疗在慢性肾脏病的一体化治疗中发挥着非常重要的作用，目的在于延缓肾衰竭的进展，减少体内毒素，纠正代谢紊乱、电解质紊乱，改善营养状况，预防或纠正营养不良，预防并发症的发生。

（二）对于慢性肾脏病1-2期患者来说，什么样的饮食才是合理的

1. 吃够足量的食物

慢性肾脏病患者需要每天吃够足量的食物，也就是饭量要大一点，吃好每天三顿饭，每顿饭有谷薯、奶、蛋、肉、豆、蔬菜水果。如果没有合并糖尿病，可以通过多吃粮谷类食物来增加热量，其中最推荐的是纯淀粉类食物，如小麦淀粉馒头、藕粉、山药、南瓜等。这类食物基本不提供蛋白质，但能提供人体需要的能量，可避免因总进食量不够导致的营养不良，也能减少蛋白质在体内的分解。

病例中的这位患者根据身高、体重和慢性肾脏病1-2期的能量推荐量，一日应摄入热量1900kcal。换算为食物就是要吃够3份125g的主食、250ml牛奶、250ml酸奶、1个鸡蛋、100g瘦肉、100g豆腐、500g蔬菜、200g水果、30g植物油。

2. 主食类食物这样吃

慢性肾脏病患者推荐采用低蛋白淀粉类主食，如小麦淀粉、玉米淀粉、藕粉、粉丝、粉条、凉皮、凉粉、芋头、山药、南瓜、土豆等，这些主食中含有的蛋白质仅为普通大米、面粉中蛋白质含量的十分之一甚至更少。如果不想改变饮食习惯，也可以购买特制的低蛋白大米、低蛋白面粉。

对于病例中的这名患者，一日主食可以这样搭配：

早餐：小麦淀粉鸡蛋饼

上午加餐：冲藕粉

午餐：低蛋白米饭

下午加餐：蒸南瓜

晚餐：小麦淀粉蒸饺

低蛋白主食推荐

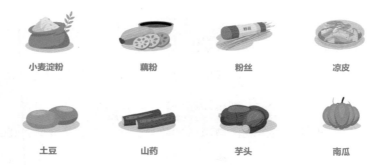

小麦淀粉   藕粉   粉丝   凉皮

土豆   山药   芋头   南瓜

3. 优质低蛋白饮食

蛋白质是一种含氮物质，食物中的蛋白质经人体消化、吸收、代谢后产生氮质代谢产物，经肾脏排泄。因此摄入蛋白质越多，随尿液排出的氮就越多，肾脏的负担就越重。因此，慢性肾脏病患者在透析开始前都应采用优质低蛋白饮食，降低患者机体中蛋白质代谢产物的过多积聚，尽可能减轻肾脏的代谢负担，保护残余肾功能。

国家权威的营养指南中1-2期患者的蛋白质摄入推荐量如下图。

指南速递：

√ 非持续性大量蛋白尿的CKD1-2期患者推荐蛋白质摄入量0.8g/（kgBW·d），不推荐蛋白质摄入量≤0.6g/（kgBW·d）。

√ 对大量蛋白尿的CKD1-2期患者，建议蛋白质摄入量0.7g/（kgBW·d），同时加用酮酸制剂治疗。

引自《中国慢性肾脏病营养治疗临床实践指南》（2021版）

对于病例中的这名患者，按照指南推荐，一日蛋白质应摄入约60g，除去主食和蔬菜中的蛋白质，其他优质蛋白食物可以这样安排：

　　早餐：鸡蛋1个，纯牛奶150ml

　　午餐：瘦肉100g

　　下午加餐：酸奶100ml

　　晚餐：豆腐100g

如何量化食物中的蛋白质?

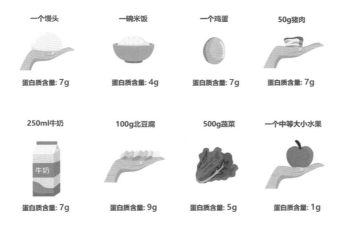

一个馒头	一碗米饭	一个鸡蛋	50g猪肉
蛋白质含量: 7g	蛋白质含量: 4g	蛋白质含量: 7g	蛋白质含量: 7g

250ml牛奶	100g北豆腐	500g蔬菜	一个中等大小水果
蛋白质含量: 7g	蛋白质含量: 9g	蛋白质含量: 5g	蛋白质含量: 1g

4. 低盐饮食

慢性肾脏病患者一般都会出现不同程度的水肿，此病例中的患者为轻度水肿，可采用低盐饮食。每天烹调用盐限制在2～4g或酱油10～20ml，忌用一切咸食，如咸蛋、咸肉、咸鱼、榨菜、酱菜、面酱、腊肠等。

5. 出现贫血这样吃

慢性肾病患者如出现贫血，应在充足摄入热量和蛋白质的基础上，多吃含铁、叶酸、维生素B_{12}、维生素C丰富的食物。

有助于改善贫血的食物

含铁丰富的食物：动物肝脏、动物血、猪肉、牛肉、羊肉、驴肉

含叶酸丰富的食物：动物肝脏、动物肾脏、鸡蛋、绿叶蔬菜

含维生素B$_{12}$丰富的食物：动物内脏、肉类、鸡蛋、发酵豆制品

含维生素C丰富的食物：冬枣、青椒、甜椒、葡萄、柑橘类水果

（三）食物选择

（1）宜用食物：小麦淀粉、藕粉、葛根粉、凉皮、凉粉、粉丝、粉条、白糖、蜂蜜、土豆、白薯、山药、芋头、藕、南瓜、菱角粉、团粉等。在低蛋白饮食前提下，多选用优质蛋白，如鸡蛋、牛奶、瘦肉。

（2）少用食物：高盐食品、油煎炸食品、包装食品、刺激性食物。

病例中患者一日饮食举例：

早餐：花卷100g，蒸山药50g，胡萝卜炒鸡蛋100g，牛奶150ml

上午加餐：葛根粉40g，香蕉1根

午餐：白薯蒸米饭150g，青椒炒肉150g，酱猪肝25g，清炒西兰花100g

下午加餐：酸奶100g

晚餐：小麦淀粉烙饼100g，肉末豆腐100g，黄瓜炒木耳150g，米粥200ml

全日：植物油25g，食盐3g

二、慢性肾脏病3-5期（非糖尿病肾病）

慢性肾脏病3-5期（非糖尿病肾病）示例病例：

患者女性，63岁，目前诊断慢性肾脏病4期。近期食欲差，进食量减少，体重下降，皮肤痒，化验结果显示：血白蛋白30.5g/L，血钠133.6mmol/L，血钾3.9mmol/L，血钙1.92mmol/L，血磷1.64mmol/L，血红蛋白109.7g/L。

查体：身高160cm，体重49kg。

（一）慢性肾脏病3-5期（CKD3-5期）患者为什么要注意合理饮食

CKD3-5期的患者科学合理的饮食能最大程度地保护残肾功能，延缓肾衰竭的进展，推迟开始透析的时间，改善代谢和营养状况，提高患者生活质量。

（二）慢性肾脏病3-5期患者应该怎么吃

1. 严格执行优质低蛋白饮食

CKD3-5期患者需严格执行低蛋白饮食，主食推荐全部食用低蛋白淀粉类主食，如小麦淀粉、玉米淀粉、藕粉、粉丝、粉条、凉皮、凉粉、芋头、山药、南瓜、土豆等，如果不想改变饮食习惯，可购买低蛋白大米、低蛋白面粉制作米饭、馒头、面条。

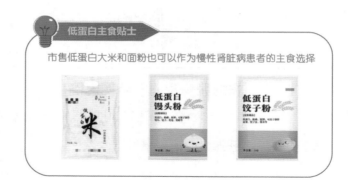

对于上述病例中的这名患者，一日主食可以这样搭配：

早：番茄鸡蛋面（用低蛋白面粉做面条）

上午加餐：冲藕粉

午：白菜肉蒸饺（用低蛋白饺子粉做饺子皮）

下午加餐：蒸南瓜

晚：低蛋白米蒸发糕

CKD3-5期患者肾功能进行性下降，需要更加严格地控制蛋白质的摄入。原则是肾功能越差，尿素氮、肌酐越高，摄入的蛋白质越少。指南中CKD3-5期患者的蛋白质摄入推荐量如下图。

指南速递：

√ 推荐CKD3-5期非糖尿病患者限制蛋白质的摄入，同时补充酮酸制剂，以降低ESRD（终末期肾脏病）或死亡风险。

√ 推荐CKD3-5期非糖尿病患者低蛋白饮食〔（0.6g/（kg·d）〕或极低蛋白饮食〔0.3g/（kg·d）〕，联合补充酮酸制剂。

引自《中国慢性肾脏病营养治疗临床实践指南》（2021版）

对于病例中的这名患者，按照指南中推荐计算，一日蛋白质应摄入约33g，优质蛋白质类食物进食量很少，推荐以下安排：

早餐：鸡蛋1个

午餐：瘦肉50g

加餐：牛奶/酸奶250ml

酮酸制剂：遵医嘱服用

蛋白质含量	食物类别	食品		
7g	肉类	猪肉50g	牛肉35g	鸡肉35g
		水产40g		
	蛋类	鸡蛋50g	鸭蛋55g	鹌鹑蛋55g
	奶类	纯牛奶200ml	酸奶250ml	奶粉30g
	豆类	黄豆20g	豆腐90g	豆浆400g
4g	谷类	面条150g	米饭130g	馒头100g
	菌类	香菇200g	蘑菇150g	
	鲜豆	荷兰豆180g	豇豆150g	
	蔬菜	圆白菜300g	西兰花125g	
	点心	面包50g	绿豆糕30g	
1g	蔬菜	丝瓜150g	西葫芦200g	柿子椒150g
	水果	草莓125g	桃150g	西瓜350g
	菌藻	香菇50g	海带100g	
	淀粉类	粉丝100g	凉粉500g	

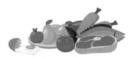

请记住：
同类食物之间可互换
非同类食物间不建议互换

食物太多了，有没有简单点的方法便于使用？

给大家推荐6个"1"吃法

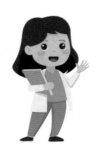

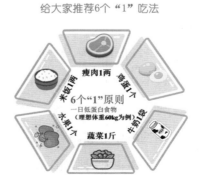

瘦肉1两
鸡蛋1个
米饭1两
6个"1"原则
一日低蛋白食物
（理想体重60kg为例）
牛奶1袋
水果1个
蔬菜1斤

注：
1两＝50g
1斤＝500g

2. 低蛋白饮食的同时如何保证营养充足

CKD3-5期患者严格限制蛋白质的摄入，因此很容易引发营养不良。预防营养不良需要做到以下2点。

（1）通过适量增加淀粉类食物、油脂的进食量保证总热量的充足，预防摄入的优质蛋白质分解供能。

（2）口服补充酮酸制剂，将人体的氮质代谢产物变废为宝，转化为必需氨基酸，为蛋白质的合成提供原料。

3. 如何纠正电解质紊乱

慢性肾脏病3期以后的患者，经常出现电解质紊乱，因此需要动态监测，分析原因，并根据监测结果和病情及时调整。当患者出现少尿或无尿的情况，或体内出现组织高分解的状况时，需要限制钾摄入，以防发生高钾血症。若肾脏储钾能力差或排尿量较大，需用利尿剂时，应选食含钾丰富的食物，膳食中钾的含量应超过3g/d，以防出现低钾血症。

病例中患者因食欲差等消化道症状导致进食不足。低钠血症会随着总进食量的增加得到纠正。患者有高钾血症，但由于已经发生了营养不良，不宜采用限制食物种类的方法，而是推荐应用浸泡、焯水等烹调技巧降低食物中的钾盐含量。

4. 如何纠正低钙高磷血症

钙磷代谢紊乱是很多慢性肾脏病患者的并发症之一。从CKD3期开始应常规评估钙代谢的水平，不达标应该进行补充。可以在有限的食物选择中选择钙含量丰富的食物，比如奶制品（牛奶、酸奶、奶酪）和豆制品（豆腐、豆浆）。CKD若合并代谢性酸中毒和高磷血症，可口服碳酸钙（纠酸、降磷，一举两得）、罗盖全（血磷正常时服用）。如出现继发性甲状旁腺亢进、肾性骨病，在服碳酸钙的同时服用1，25-（OH）$_2$维生素D$_3$。

对于高磷血症，可执行低磷饮食，控制磷摄入量为800～1000mg/d，对于合理摄入蛋白质仍然存在高磷的患者，可应用肠道磷结合剂，或者用低磷蛋白粉替代部分优质蛋白食品。

骨矿物质和钙磷代谢紊乱在慢性肾脏病早期就已经出现，并随着肾功能的下降而进展，逐渐出现肾性骨病。肾性骨病有很多相关指标，肾病患者们应关注并及时进行监测。

慢性肾脏病各期检测骨代谢相关参数

分期	血磷	血钙	甲状旁腺激素	$25-(OH)-D_3$
1~2期	6~12个月	6~12个月	根据基线水平和慢性肾脏病进行情况决定	有条件的情况下进行检测，根据基线水平和治疗干预措施决定
3期	6~12个月	6~12个月	根据基线水平和慢性肾脏病进行情况决定	根据基线水平和治疗干预措施决定
4期	3~6个月	3~6个月	6~12个月	根据基线水平和治疗干预措施决定
5期	1~3个月	1~3个月	3~6个月	根据基线水平和治疗干预措施决定

5. 如何改善肾性贫血

肾性贫血的治疗以EPO（促红细胞生成素）治疗为主，但缺铁是影响EPO疗效的最主要因素，因此要及时补充铁剂或富铁饮食以保证贫血治疗的疗效。

饮食上，应在保障充足的热量即饭量基础上补充一定富含铁、铜、锰、锌、叶酸、维生素B_2、维生素B_{12}、维生素C、环磷酸腺苷等的食物，如动物肝脏、血豆腐、红肉（猪肉、驴肉、牛肉、羊肉）、芝麻酱、菠菜等深绿色蔬菜，为血红蛋白合成提供原料，补充环磷酸腺苷以促进营养物质的利用，促进血红蛋白合成，加速改善贫血。

对于上述病例中的这名患者，蛋白质类食物可以将瘦肉中的1两（1两=50g）用动物肝脏或动物血制品替换，同时补充维生素C200mg/d，如果经济条件允许，可以口服环磷酸腺苷制剂以改善贫血。

6. 含油多的食物怎么吃

CKD的患者需要摄入充足的能量，所以油脂不必严格限制。尤其是上述病例中的这名患者已经发生了营养不良，需要适量增加油脂的摄入来改善营养不良，但要选择一些好的、富含不饱和脂肪酸的油脂，要少吃肥肉、荤油等动物油脂，避免吃含反式脂肪酸多的油脂，比如植物奶油、起酥油、植脂末等。

（三）食物选择

（1）宜用食物：低蛋白主食、低蛋白饮食前提下，多选用优质蛋白，如鸡蛋、牛奶、瘦肉、新鲜的蔬菜和水果。

（2）少用食物：高盐食品、高磷食物、油煎炸食品、包装食品、刺激性食物。

病例中患者一日饮食举例：

早餐：小麦淀粉馒头100g，西葫芦炒番茄200g，鸡蛋蛋白50g，米粥

上午加餐：藕粉40g，香蕉1根

午餐：白菜猪肉水饺（用低蛋白饺子粉做饺子皮）15个，鸭血粉丝汤

下午加餐：葛根粉40g，酸奶100g

晚餐：低蛋白米蒸发糕100g，豆角烧茄子100g，清炒油麦菜100g，高钙牛奶150ml

全日：植物油25g，食盐6g

维生素C片：100mg　2次/日

酮酸制剂：遵医嘱服用

三、慢性肾脏病合并糖尿病

如慢性肾脏病患者合并糖尿病时，需要根据自己的病情，也就是慢性肾脏病的分期，遵循前文中相对应的饮食原则，同时做到以下几点。

1. 血糖要稳

慢性肾脏病合并高血糖患者的饮食要多样化，力求做到平衡膳食，保证每天吃谷类、薯类、蔬菜类、水果类、肉、鱼、蛋、乳类、油脂类，不宜偏食哪一种。做到主食粗细搭配，粮豆搭配，副食荤素搭配。而且还要做到少量多餐，定时、定量、定餐。每天确定了总量后，应尽量少食多餐（每天5～6餐）。调整每餐进餐顺序，先喝蔬菜清汤，再吃肉蛋奶豆类，再吃蔬菜，最后全谷物和薯类。

应多选择低血糖生成指数（GI）的食物，同时管理好进食量，有助于更好地平稳血糖。此外，膳食纤维可延缓碳水化合物的吸收，有利于血糖控制和心血管健康，鼓励增加膳食纤维。

常见食物的血糖生成指数

食物名称	GI	食物名称	GI	食物名称	GI
大米饭	83	甘薯（红，煮）	77	菠萝	66
馒头（富强粉）	88	芋头（菜）	48	香蕉（熟）	52
白面包	106	山药	51	猕猴桃	52
面包（全麦粉）	69	南瓜	75	柑橘	43
面条（小麦粉，湿）	82	藕粉	33	葡萄	43
烙饼	80	苏打饼干	72	梨	36
油条	75	酸奶	48	苹果	36
玉米	55	牛奶	28	鲜桃	28

续表

食物名称	GI	食物名称	GI	食物名称	GI
玉米糁粥	52	胡萝卜	71	柚子	25
小米饭	71	扁豆	38	葡萄干	64
大麦粉	66	四季豆	27	樱桃	22
荞麦面条	59	绿豆	27	麦芽糖	105
燕麦麸	55	大豆（浸泡，煮）	18	葡萄糖	100
发芽糙米	54	花生	14	绵白糖	84
土豆（煮）	66	芹菜	15	果糖	23
马铃薯泥	73	西瓜	72	蜂蜜	73

2. 控制好血脂

高血脂不仅是肾小球滤过率下降的危险因素，还与心血管并发症密切相关，良好的血脂控制需要脂肪供能比<30%，饱和脂肪酸和反式脂肪酸的摄入<7%，瘦肉、禽肉、鱼肉和低脂奶类可替代高脂肪的动物蛋白。补充Ω-3脂肪酸、植物固醇和可溶性膳食纤维可以改善血脂，降低心血管死亡风险。

3. 减少炎症反应和氧化应激

晚期糖基化终末产物（AGEs）是个破坏分子，可通过饮食或者代谢产生，促进炎症反应、氧化应激和肾脏疾病的进展以及心血管疾病的发生。在高血糖和毒物蓄积时，AGEs就会合成加速。食物经过高温煎、烤、炸时，AGEs也会合成增加。所以家庭烹调时应注意方式的合理选择，煮、蒸、余可减少血中AGEs含量，从而减少炎症反应。饮食中增加富含抗氧化物质的食物（比如茶多酚、维生素C、维生素E、番茄红素、花青素等）可以减轻炎症反应和氧化应激。

第四节 肾 结 石

人体正常的尿液含有许多成分，当体内某些不能够溶解的盐分增加的时候，肾结石出现的概率增加。根据结石的化学成分，肾结石可分为草酸钙结石、磷酸钙结石、尿酸盐结石和胱氨酸结石。

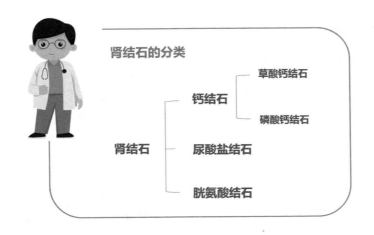

一、草酸钙结石、磷酸钙结石

钙结石是肾结石中最常见的一种，占泌尿系统结石的80%以上，它有良好的X线显影，在酸性或中性尿中形成。对于钙结石，可根据结石的化学成分，通过调整饮食减少结石成分来源，调节尿pH值，预防或减少结石形成。

1. 足量喝水

多喝水可以降低尿液中不溶性盐类的浓度。《中国居民膳食指南（2022）》推荐每日饮水量1500~1700ml，肾结石患者每日饮水应不少于2L。可以在水中加入新鲜的柠檬片，柠檬中富含柠檬酸盐，可酸化尿液。

2. 低钙饮食

草酸钙结石和磷酸钙结石都需要低钙饮食，每天摄入钙400mg以下，应减少选用牛乳、豆制品、虾米等高钙食物。

3. 成酸性饮食

由于草酸钙结石和磷酸钙结石都为碱性，结石以草酸钙或磷酸钙成分为主的患者，应采用酸性饮食使尿液酸化，可以适当多食用畜、鸡、鱼、鸭等各种肉食及蛋类等，以促进结石溶解。

4. 草酸钙结石低草酸饮食

草酸钙结石是因高草酸血症引起的，应避免食用过多的草酸。同时在做饭时可采用适当的方法去掉部分草酸，如绿叶蔬菜应先焯水再烹调，同时，草酸钙结石患者需禁食维生素C补充剂，因吸收入血的维生素C有一半会转化为草酸。

高草酸食物有哪些

蔬菜类：甜菜、荸荠、苋菜、菠菜、油菜、青蒜、洋葱、茭白、笋等

饮品：可可、茶叶等

5. 磷酸钙结石低磷饮食

如果结石为磷酸钙，还应减少摄入含磷丰富的食物，如动物肝脏、坚果类、干豆类、牛奶、蛋黄、内脏、虾、葡萄干、麦片、全谷类以及各种含磷的加工食品。

二、尿酸盐结石

1. 低嘌呤饮食

肾结石的主要成分为尿酸盐，其原因为嘌呤代谢障碍。患者应尽量避免摄入高嘌呤食物，如动物的脑、内脏、浓肉汤、浓鸡汤、沙丁鱼、蘑菇、豌豆、扁豆、菜花、龙须菜等。酒类及含酒精的饮料、浓茶、咖啡，以及味道强烈的香料及调味品等均不宜食用。

高嘌呤食物

鱼虾蟹贝类：

鲭鱼、凤尾鱼、泥鳅鱼、鳕鱼、海鲈鱼、鲅鱼、黑鱼、鸦片鱼、鲟鱼、江虾、皮皮虾、海米、贻贝、毛蚶、生蚝、海兔、牡蛎、扇贝、蚬子、鸳鸯贝、鱿鱼

畜肉及制品：

猪肥肠、猪肝、猪肺、猪肚、猪肾、猪胰、羊肝、羊肉串、鸡肝、鸡肚、鸡胗、鸭肝、鸭肠、鸭脑、鹅肝、鹅心

2. 科学减重

如果是超重肥胖的肾结石患者，还应该控制饮食量，使体重回归到健康体重范围内，但减轻体重不宜过快，要循序渐进，减得过快易导致体内产生大量酮体，与尿酸相互竞争排出，使血尿酸水平增高，会导致痛风急性发

作。另一方面，应该控制脂肪的摄入。当体内脂肪增高，就会减少肠道中可结合的钙，而导致草酸盐吸收增多，容易出现排泄障碍，使得酮体增加，尿酸排出减少。

3. 成碱性饮食

尿酸盐结石患者的尿液多呈酸性，因此要多选择成碱性食物，也就是富含钠、钾、钙、镁盐的食物，即蔬菜类、水果类和奶类。

4. 多喝水

尿酸盐结石患者每日饮水应保持2000～3000ml，可在夜间饮水，预防尿液浓缩。

三、胱氨酸结石

胱氨酸结石属遗传性疾病。结石以胱氨酸成分为主的患者，要尽量选用胱氨酸、甲硫氨酸、半胱氨酸含量低的膳食，如含蛋氨酸（可转化为胱氨酸）丰富的豆制品，含甲硫氨酸高的蛋、肉、鱼、虾等成酸性食物。应多吃成碱性食物并且多饮水。

第五节　血液透析和腹膜透析

透析疗法通过半透膜，利用弥散和超滤原理，清理患者体内的氮质及其他有害代谢产物，使血液得以净化，同时保持水、电解质和酸碱平衡，达到替代已丧失的肾脏功能，维持患者生命的目的。

透析治疗可清除患者体内的氮质和其他有害代谢产物，同时也有某些人体有益成分随之丢失，透析患者的营养问题比较复杂，同时是动态变化的。在漫长的透析治疗中，患者也应长期关注自己的营养状况，对饮食进行有意识的、主动的、长期的甚至是终身的管理。

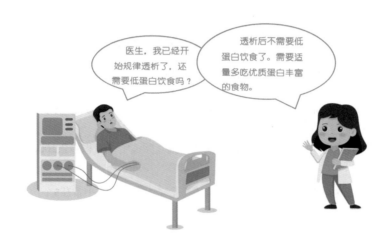

一、血液透析透析日的合理饮食

在血液透析过程中，患者体内的毒素被清除的同时，血液中的葡萄糖、氨基酸和一部分水溶性维生素也会随之丢失。据统计，一次普通的血透会丢失氨基酸约6g。因此，透析日的早餐很重要，一定要荤素搭配、吃饱吃好，保证热量、糖类、蛋白质、维生素、脂肪和微量元素的充足摄入。

如果不吃早餐或吃得不均衡，不但会造成自身蛋白质流失，到透析2小时左右，很多肾病患者会出现头昏、眼花、手心出汗等低血糖的表现，进而会引起低血压，医生护士只能通过推注葡萄糖，减少超滤，或者快速补液等方式，来缓解肾病患者的不适。很多老年肾病患者，经常早餐只吃一碗米粥或者几口馒头，配点咸菜就来做血透了。也有的肾病患者会走另外一个极端，吃3个白煮蛋，其他什么都不吃，这样也不合理，单纯的蛋白质，没有其他的营养素补充，是非常不科学、不均衡的饮食。

血透透析日比较合理的早餐应该包含主食、优质蛋白类食物、蔬菜、水果，如果未吃早餐或早餐吃得很潦草，一定要提前告诉上机护士。

早餐举例一	早餐举例二	早餐举例三
肉包子2个	西红柿鸡蛋面1碗	皮蛋瘦肉粥1小碗
牛奶150ml	牛肉5片	豆沙包1个
小黄瓜1根	凉拌菠菜少量	青椒炒蛋100g
香蕉半根	苹果半个	小番茄5个

二、血液透析非透析日的合理饮食

由于血液透析，肾病患者们长期存在毒素水平高，微炎症状态，透析过程中营养成分丢失等因素，充足的营养补充和通过饮食进行代谢的调节非常重要。

1. 保证充足的热量

血液透析肾病患者对能量的需求与健康人类似，且保证足够的饭量，也就是每餐吃饱可以很好地改善肾病患者的生活质量和透析龄，也就是生存时间。举例来说，一个身高165cm的女性肾病患者，一天需吃够提供约2000kcal的食物；一个175cm的男性肾病患者，一天需吃够能提供约2400kcal热量的食物。

2. 充足的优质蛋白饮食

《中国慢性肾脏病营养治疗临床实践指南》（2021版）中推荐血液透析患者蛋白摄入量为1.2g/（kg·d）；其中生物利用度高的动物蛋白应占一半以上，如蛋、奶、鱼、禽肉、精瘦肉等。动物蛋白中所含氨基酸种类与比例与人类必需氨基酸更接近，利用度高，即生物效价高。已有研究表明，蛋白摄入较低的腹透患者，死亡率更高。

3. 适量饮水

血液透析患者的身体常处于液体超负荷状态，如日常喝水过多很容易引起机体水钠潴留，引发全身水肿、高血压、肺水肿、心力衰竭等并发症。大量研究证实，液体超负荷与血液透析患者高死亡风险相关。建议透析间期的体重增加应小于干体重的5%。一日饮水量＝前日尿量＋（500～700ml）。

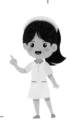

透析肾友总是口渴想喝水，怎么办？
- 换用小杯子喝水
- 口含一小块冰块或吃一片冰水果
- 冰镇冷水漱口后吐掉
- 口含一片柠檬片

4. 低盐、控钾、控磷饮食

过多摄入食盐（钠），可引起口渴，从而增加饮水量，而透析间期水摄入量过多，则会导致透析过程中超滤速度增加，更易发生血压波动、脏器缺血等不良事件。对于无尿的血液透析患者，钠摄入量应控制在食盐量＜5g/d。

血液透析肾病患者应控制高钾食物的摄入，动态监测保持血钾在正常范围内。同时建议每日磷摄入量800~1000mg/d，在不限制蛋白质摄入的前提下限制磷摄入，多选择低磷/蛋白比值的食物，减少含磷食品添加剂的摄入。也可选择控制蛋白质摄入〔0.8g/（kg·d）〕联合复方α酮酸来改善高磷血症。

5. 关于维生素和矿物质要注意什么

对于长期进食不足的血液透析患者，可补充多种维生素，包括所有水溶性维生素和必需微量元素，以预防或治疗微量营养素缺乏症。

血液透析过程中，水溶性维生素丢失增加，其中维生素C水平在透析后显著降低，建议一日补充60mg，不推荐过多补充维生素C，因为它可能导致其代谢产物——草酸盐在体内蓄积。维生素B_6是促进酸和蛋白质合成的重要辅酶之一，正常成年人每日需要量为2.2mg/d，血液透析患者体内常呈缺乏状态。建议合并25（OH）D不足或缺乏的血液透析患者补充普通维生素D，不建议血透肾病患者常规补充维生素A和维生素E，如需补充，应监测毒性，同时不推荐合并高同型半胱氨酸的血液透析患者常规补充叶酸。

6. 饮食摄入不足可以选择营养补充剂

若单纯饮食不能达到日常膳食推荐摄入量，应在临床营养师或医师的指导下给予口服营养补充剂。多项研究显示，口服营养补充剂可改善血液透析患者的血清白蛋白、前白蛋白水平。

血液透析患者可以选用低磷、低钾、高能量密度的肾病专用配方的口服营养补充剂。无法增加经口摄食的重度厌食患者或仍无法提供足够能量，建议给予管饲喂食或肠外营养，短疗程的整夜管饲可充分改善肾病患者的营养状况，从而可恢复经口膳食。

血液透析肾病患者一日饮食举例：

　　早餐：红薯粥200ml，鸡蛋1个，白菜肉包1个（130g），香蕉1根

　　上午加餐：益生菌酸奶150ml

　　午餐：米饭200g，清蒸鲈鱼100g，蒜蓉油麦菜200g

三、腹膜透析的合理饮食

　　腹膜透析患者的饮食原则基本同血液透析患者。因腹膜功能类型及腹膜透析处方的不同，患者从腹膜液中丢失的营养成分也有波动，每日蛋白质丢失量一般在5～15g，氨基酸为2～4g/d，因此，腹膜透析患者更易营养不良。对于腹膜透析患者，营养目标是维持血浆白蛋白浓度高于40g/L，如该指标低于35g/L，则考虑可能存在营养不良。

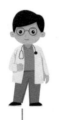

腹膜透析肾病患者为什么会出现营养不良？

- 透析不充分，代谢产物的蓄积抑制患者食欲
- 营养物质经腹膜透析液丢失
- 胃排空减慢
- 从腹膜透析液中吸收糖，高血糖引起的厌食

1. 充足热量、优质蛋白饮食

　　与血液透析患者相同，腹膜透析肾病患者每天需要吃得饱饱的，能量推荐量至少要达到35kcal/（kg·d）。不同的是，有部分腹膜透析肾病患者有残肾功能，则需要限制蛋白质的摄入，无残肾功能的患者则可以增加蛋白质

摄入，具体推荐量见下图。在推荐的蛋白质来源和比例上，则与血液透析相同，需要达到摄入的蛋白质50%以上都为优质蛋白质这一目标。

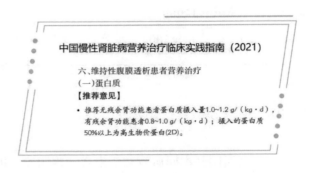

中国慢性肾脏病营养治疗临床实践指南（2021）

六、维持性腹膜透析患者营养治疗
（一）蛋白质
【推荐意见】
• 推荐无残余肾功能患者蛋白质摄入量1.0~1.2 g/（kg·d），有残余肾功能患者0.8~1.0 g/（kg·d）；摄入的蛋白质50%以上为高生物价蛋白(2D)。

2. 为什么有一些腹透肾病患者出现了腹型肥胖

如果仔细观察，我们会发现有一些规律腹膜透析的肾病患者在开始透析1~2年后逐渐出现肚子比之前大了的现象，这其中有两种可能性：一种是日常饮食热量过高加饮食结构不合理所致，还有一个潜在的原因是在每日的透析过程中，机体通过腹膜透析液吸收了不少葡萄糖造成腹型肥胖。

研究表明，在腹膜转运功能正常的肾病患者中，透析液中约60%的葡萄糖被吸收，平均每天吸收葡萄糖65.7g，从透析液中吸收的葡萄糖占总能量摄入的13.8%。也就是说肾病患者们每天单从透析液中就可以吸收200~500kcal的热量，而葡萄糖作为单糖，是最容易也是最快被人体吸收的糖类，是形成腹型肥胖最直接的"元凶"。这样就不难理解在日复一日的透析后，如果这些热量没有被消耗掉，就会转化为脂肪储存于皮下，形成所谓的"啤酒肚"了。

因此，腹透肾病患者在计算能量摄入时，应减去腹膜透析时透析液中所含葡萄糖被人体吸收的热量。

3. 腹膜透析肾病患者需严格控制饮水量

腹膜透析对容量的调控差于血液透析，难以通过人为手段精确掌控，因此对水的摄入更加严格。良好的容量控制是保证腹膜透析质量的基石，也是提高患者长期生存率的重要手段。

腹膜透析肾友一天应该喝多少水？

一日饮水量 ＝
500ml＋ 前一天尿量(ml)＋ 前一天透析净脱水量(ml)

第六节 肾 移 植

当肾病患者的肾功能衰竭后，有一部分肾病患者会选择肾移植。对于接受肾移植的肾病患者，营养治疗非常重要。因为这些患者在术前可能已经存在一系列的营养和代谢紊乱，比如营养不良、贫血、代谢性骨病等，而肾移植手术带来的创伤、术后伤口的愈合，以及为了防止排异反应而使用糖皮质激素以及免疫抑制剂等，则对营养和合理饮食提出了更特殊的要求。

一、术前应该怎么吃

肾病患者术前需要摄取足够的蛋白质和热量（1800～2000kcal/d），保持良好的营养状况，可以降低移植后并发症的风险。但是由于要迎接手术，应少食多餐，少尿及无尿时应控制水和钾的摄入，使用利尿剂应注意钾的补充，高血压及水肿时应限制钠的摄入。

术前一日饮食举例

早餐：西葫芦鸡蛋包子，皮蛋瘦肉粥，小番茄数个

加餐：苹果

午餐：麻酱花卷，木耳炒白菜，软炖牛肉，虾皮紫菜汤

加餐：牛奶

晚餐：芝麻发面饼，清炒丝瓜，软炖鸡腿，小米粥

加餐：冲藕粉+乳清蛋白粉适量

二、术后早期应该怎么吃

肾移植术后早期能量需求高，建议30～35kcal/（kg·d）。移植早期，由于大量糖皮质激素的使用，蛋白质消耗多，加上手术的应激，使得体内的蛋白质异化作用大增，肌肉保留更困难，因此需要摄取足够的蛋白质和能量维持正氮平衡，促进伤口愈合，降低感染风险，推荐蛋白质的摄入量为1.4g/（kg·d）。具体来说，术后1～2天，患者排气后，可先进食清流食，如米汤、藕粉、果汁等；1～2天后可进食流食，如牛奶、蒸嫩蛋羹、米粥、各种果汁菜汁等；2～3天后过度至半流食，如番茄鸡蛋面片、馄饨、豆腐脑等；约术后1周，肾病患者的食欲会很快改善，可恢复至软食直至普食。

在此期间，由于应用了免疫抑制剂，为预防高脂血症，降低移植肾血管和全身血管粥样硬化斑块形成，应低脂饮食，鸡蛋根据血清胆固醇水平每天1个或隔日弃黄，并多吃全谷物、新鲜的蔬菜和水果，还应增加钙的补充，

每天喝牛奶250~500ml。住院期间不可进食辛辣刺激食物以及能增强人体免疫功能、加剧免疫排斥反应的食物，如食用菌类（香菇等）和发酵食品如酸奶等。

三、术后稳定期应该怎么吃

术后3个月，肾功能恢复正常，病情稳定，大部分肾病患者可以回归正常的生活和工作。但是肾移植受者术后体重都会有所增加，研究发现，术后第1年超重肥胖高发，而这些都是移植后新发糖尿病的危险因素。因此，肾移植术后患者的体重管理十分重要，摄入的能量要保证维持在标准体重，维持良好的营养状况，但需要避免高血糖、高血压。术后稳定阶段，推荐能量摄入为25~30kcal/（kg·d），维持标准体重即可，也不需要过量的蛋白质，蛋白质推荐摄入量0.6~0.8g/（kg·d），同时可补充酮酸制剂0.12g/（kg·d）。

术后半年内建议给予低盐饮食，有利于高血压病的病情恢复。半年后饮食中食盐的多少需要根据有无水肿、高血压和尿量决定。如果有水肿、高血压或尿量少，应继续低盐饮食，若无上述情况，饮食口味也应偏淡，全天食盐6~8g。

由于免疫抑制剂会抑制肠钙的吸收，增加钙的排出，长期使用可导致骨质疏松，进而骨质软化，肾病患者常会出现骨、关节的疼痛，腰痛以及手足抽搐等。除了注意补充牛奶外，还要多食用其他含钙丰富的食物，如奶酪、小虾皮等。同时增加户外有效晒太阳时间，补充维生素D，促进钙的吸收，如做不到，需要联合补充钙和维生素D制剂来保持骨健康。

此外，由于免疫抑制剂的使用，机体免疫功能低下，所以选择食物应当注意饮食卫生，不吃隔夜、腐败变质的食物。烹调食物时，要切成小块，避免加热不彻底。食物容器要定期消毒，防止出现由于不洁引起的胃肠道感染，导致腹泻、呕吐等。同时要忌用提高免疫功能的食物和保健品，如白木耳、黑木耳、香菇、红枣、人参等免疫活化食物。

长期服用类固醇类药物容易引起消化道溃疡，所以肾移植肾病患者还应避免食用刺激胃肠道的食物，如辣椒、浓茶、咖啡等，并戒烟戒酒。使用环孢素的肾病患者有发生痛风的风险，因此应注意少吃高嘌呤食物，如海鲜类、动物内脏等食物。

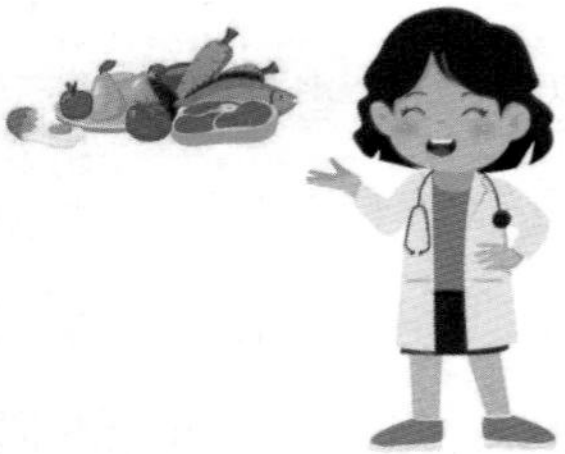

肾移植患者饮食要点

☐ 术后6个月内低盐饮食

☐ 合理饮食维持健康体重

☐ 多吃含钙丰富的食物，每天晒太阳

☐ 机体免疫力低，需注意饮食卫生

☐ 忌用免疫活化食物

☐ 避免食用刺激胃肠道的食物，预防消化道溃疡

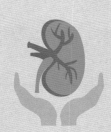

第五篇

"谨言肾行"

解析常见的肾病营养误区

随着智能手机的普遍使用，人们动动手指就能轻松获得各种知识和信息，其中也包括养肾、护肾的各种营养小知识。然而，这些知识是否可靠往往无从查证。事实上，其中很大一部分不具有科学性和可靠性，如果随意听信不仅对健康无益，还可能对身体造成伤害。本章内容，我们将为您详细解析那些耳熟能详的营养"谣言"，带您走出营养误区。

第一节　"豆伤肾"，肾病患者不能吃豆制品吗

不知从何时起，"肾病患者不能吃豆制品"这一说法在民间不胫而走。在临床中，很多肾病患者坚决不吃豆制品，一些肾病科医生也会叮嘱患者少吃豆制品。可见，从患者到医护，"肾病患者不能吃豆制品"这一观点已然深入人心。那么，这一肾病"至理名言"到底有没有科学依据呢？

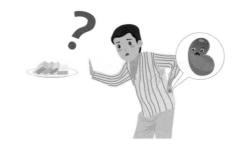

1. 老百姓眼中的"大豆制品"

通常，不主张肾病患者吃大豆制品主要有两个理由：其一，豆制品属于植物性食物，所以，其中的蛋白质应该和粮谷类一样属于非优质蛋白质，长期大量食用会引起肾小球损伤或硬化，同时会使体内生成的含氮"废物"增多，使肾功能进一步恶化；其二，一般说来，当肾功能降到一定水平，肾脏的内分泌功能会受到影响，出现电解质紊乱，体内血磷会升高甚至难以控制。而豆制品经常被认为含磷较高，进食后会加重高磷血症，进而加重病情。这两个理由看似有一定道理，其实并无科学依据。

2. 营养医师眼中的"大豆制品"

对于大豆制品，不能简单地从食物分类上认为植物性食物提供的就是非优质蛋白质。事实上，蛋白质是否质优是由蛋白质中的氨基酸数量、种类和构成决定的。大豆制品虽然是植物性食品，但含有丰富的必需氨基酸，是一种优质的植物性完全蛋白质，生物价不亚于动物蛋白质。此外，大豆制品还含有丰富的钙、磷、铁和B族维生素。经常吃大豆类食品不仅可以提高膳食的整体营养水平，由于它属于低脂食品，还可避免动物性食物进食过多所带来的许多负面影响。

常见豆制品磷/蛋白含量

食物名称	磷（mg）	蛋白（g）	磷/蛋白（mg/g）	钾（mg）
青豆（干）（青大豆）	395	34.5	11.45	718
黄豆（大豆）	465	35	13.29	1503
黑豆（干）（黑大豆）	500	36	13.89	1377
腐竹	284	44.6	6.37	553
豆腐皮	494	51.6	9.57	877
豆腐花（豆腐粉）	95	10	9.5	339
豆腐丝	220	21.5	10.23	74
豆腐（内酯）	57	5	11.4	95
素鸡	180	15.6	11.54	42
豆腐（北豆腐）	112	9.2	12.17	106
千张	309	24.5	12.61	94
豆浆粉	253	19.7	12.84	771
豆腐（南豆腐）	76	5.7	13.33	154
豆腐干（香干）	219	15.8	13.86	99
豆浆	42	3	14	117
油豆腐	238	17	14	158
豆乳	35	2.4	14.58	92

数据来源：中国食物成分表标准版（第六版/第一册）

此外，肾病患者的限磷饮食往往需要同时执行低蛋白饮食，所以计算单位蛋白质重量的磷含量更有现实意义。如每100g干黄豆含35g蛋白质，含磷465mg，那么，干黄豆每克蛋白质所含磷约为13.3mg；其他豆制品如豆腐为12.4mg、腐竹为12.1mg、豆腐丝为10.2mg、豆腐干为11.7mg、豆腐皮为9.57mg。与其他富含蛋白质的食物相比，鸡蛋中每克蛋白质所含磷为9.9mg、牛奶为27.3mg、鸡肉为8.2mg、瘦猪肉为9.3mg。由此可见，单位蛋白质中，大豆制品的含磷量与鸡蛋、肉类并无较大差异，并且还低于牛奶。所以，肾病患者通过进食适量的豆制品摄入的磷量是安全的。

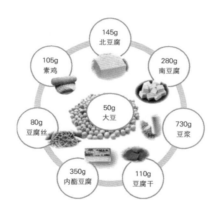

豆类食物互换图（按蛋白质含量）

辟谣陈词

　　适量选择含磷量适中或偏低的豆制品，既不会影响肾病患者的血磷水平，还可以维持均衡的膳食结构，保证营养素摄入的全面与均衡。肾病患者可根据疾病种类及具体病情，适量进食豆制品。

第二节 以形补形，吃"腰子"能补肾吗

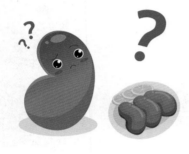

"以形补形"是我国劳动人民千百年来流传下来的食疗古训，意为当人体某些器官因缺乏某些元素而出现问题时，通过食用六畜相应的器官来达到防治疾病的目的。这里的"补"关键在于维持平衡，满足人体代谢所需。这一说法听上去似乎有几分道理，但多吃动物的肾脏到底是否会增强人体肾脏的功能呢？

让我们先来了解一下动物肾脏的营养成分和营养价值吧！常见的动物肾脏包括猪肾、羊肾和牛肾等。这类食物属于动物性食物，其中含有丰富的蛋白质、维生素A、维生素B$_2$、硒、磷等营养素。但是它们与非内脏的肉类相比，还有一个非常重要的特点，就是富含胆固醇。100g猪肾中胆固醇的含量是100g猪里脊肉的8倍之多。

其实，对于"吃啥补啥"的理念应辩证、科学地分析。通过分析动物肾脏的营养成分，我们不难发现，每100g的动物肾脏含有胆固醇约300mg，与其他的动物内脏一样，都属于高胆固醇食物。肾病患者每天胆固醇的摄入量不应超过300mg，合并高胆固醇血症者则需要更加严格的限制，每天胆固醇摄入量不能超过200mg。如果我们每天吃1个鸡蛋白+1/2个鸡蛋的蛋黄+1两瘦

肉+半斤牛奶，胆固醇的总量就达到了300mg之多，而合并高胆固醇血症者则需要将鸡蛋黄减到每天1/4个才能满足饮食的要求，所以，少量的动物肾脏就会导致每天的胆固醇摄入量超标，对血脂健康非常不利。这样看，如果为了补充蛋白质，吃动物肾脏不如吃胆固醇含量更低的瘦肉来得更安全。此外，我们发现动物肾脏中硒的含量非常高，硒是人体所需的一种微量营养素，不可在短时间内大量摄入。所以，以肾补肾对肾病患者而言，是不合理的，是没有科学依据的。

常见动物肾脏的营养价值（每100g）

食物名称	热量 kcal	蛋白质 g	脂肪 g	胆固醇 mg	维生素 μg	维生素B₁ mg	维生素B₂ g	磷 mg	钾 mg	铁 mg	硒 mg
猪肾	137	16	8.1	392	46	0.29	0.69	232	194	4.6	156.8
牛肾	94	15.6	2.4	295	88	0.24	0.85	214	190	9.4	70.3
羊肾	96	16.6	2.8	289	126	0.35	2.01	233	115	5.8	58.9
猪里脊	150	19.6	7.9	55	~	0.32	0.2	184	317	1.5	8.3

数据来源：《中国食物成分表标准版》（第六版/第二册）

辟谣陈词

动物肾脏饱和脂肪、胆固醇、硒的含量丰富，从脂代谢和微量元素过量的角度，非常不适合肾病患者食用。

第三节　得了肾病，吃盐越少越好吗

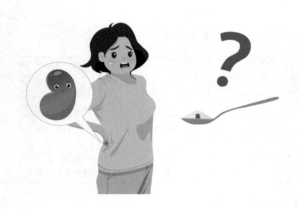

得了肾病，医生常常会叮嘱患者少吃盐、清淡饮食。低盐饮食对于预防和治疗肾病的确有着非常积极的作用，限盐可降低血压、减少蛋白尿、减轻氧化应激、炎症反应及肾间质纤维化，从而来保护肾脏。可以说，低盐饮食是一种非常简便、经济的治疗方式。

然而，低盐饮食在实施过程中通常会出现以下两种需要注意的情况：一是减少了盐的摄入，但没有忍住其他高盐食物和调味品的诱惑；另一种是减盐过度，饮食中任何跟盐沾边的东西都不碰，只是在炒菜时放少量的盐，长此以往，出现了低钠血症，这在老年人中更容易发生。轻度的低钠血症会有乏力、恶心、呕吐的症状，严重的则会出现头痛、嗜睡、肌肉痉挛、神经精神症状。因此，在低盐饮食时我们需要注意以下四点。

1. 注意限盐的程度

吃盐是否越少越好？最新的一项研究表明，过低的钠摄入(2.3g/d)并没有

126

比适当的钠摄入(2.3～4.6g/d)更具保护肾功能的作用。每个人对盐的敏感程度也是不同的，限盐的肾病患者还应考虑自身对盐的敏感性。对盐敏感的人群（临床上会通过盐负荷试验评估患者的盐敏感性）很容易出现早期肾损害，因此，即使没有出现水肿、血压增高，也应该及早进行减盐行动，而未出现以上症状的对盐不敏感人群则没有必要严格限盐。

2.一天吃多少盐合适

对于肾脏病患者来说，每天吃多少盐需要根据病情综合考虑。如果没有少尿无尿、水肿和高血压的肾病患者，应将每天的食盐用量控制在5g以内。对于有水肿和高血压的肾病患者，食盐量需要控制得更加严格一些，每天2～3g食盐量，还要严格控制含钠量高的食物及其他含钠的调味品，如咸鸭蛋、面酱、味精等。对于有严重水肿的肾病患者，甚至要无盐饮食，意味着不仅不可以放含钠的调味品，甚至在食物选择上也要注意，一些含钠高的食物，比如芹菜、挂面等，也需要限量。

常用的高钠食物含钠量及相当的钠盐量

食物（100g）	钠（mg）	相当于钠盐（g）	食物（100g）	钠（mg）	相当于钠盐（g）
精盐	39000	99.0	酱黄瓜	7769	19.8
酱油	5757	14.6	酱萝卜	6880	17.5
豆瓣酱	6012	15.3	水芥	4876	12.4
黄酱	3606	9.2	酱芥	7636	19.4
甜面酱	2097	5.3	榨菜	4253	10.8
八宝菜	2843	7.2	川冬菜	3640	9.3
方便面	1144	2.9	干鱼片	2320	5.9
豆腐乳	3091	7.9	虾米	4801	12.2
大头菜	4623	11.8	虾皮	5057	12.8

数据来源：《中国食物成分表标准版》（第六版/第一册、第二册）。

3. 正确量取有方法

掌握正确的定量方法可以让我们的减盐行动事半功倍。建议肾病患者购买一个计量准确的定量盐勺，也可以以一个啤酒瓶盖约6g盐量为标准，估算每天的食盐量。除了烹调中用的盐，还需要警惕食物中的"隐形盐"，很多正餐外吃的食物里面也含有钠，所以，每天正餐饭菜放盐量大概是正常需要量的3/4就好，否则我们的食盐总量就要超标了。

4. 低盐美味有技巧

所谓"好厨师一把盐"，好吃的食物往往伴随着咸味。那么，少放盐，食物还能好吃吗？其实，我们只需要在烹调方法上多做文章就能做到低盐而美味。给大家分享几个小妙招吧！学会这些小技巧，就可以让我们在享受美食的同时，更好地实现减盐的大目标了！

生活减盐小妙招
- 炒菜晚放盐，可减少盐在蔬菜内的渗入
- 使用低钠盐，含钠量低且含钾量高，可增加人体对钠的排泄
- 看营养成分表，不选钠NRV大于30%的食品
- 多用葱姜蒜，增味的同时减少钠盐的用量
- 充分利用食物自身的天然香气，比如番茄、洋葱、茼蒿、香菜、柠檬等

辟谣陈词

肾脏疾病饮食不是一味的吃盐越少越好，需要根据患者的病情、水肿程度、血钠监测结果进行动态调整。

第四节 低蛋白饮食就是只吃素食吗

在网上搜索"肾病饮食"的时候，我们经常会看到"低蛋白饮食"的字眼，那什么是低蛋白饮食呢？低蛋白饮食是否意味着以后就要远离肉类、各类奶制品和蛋类食物，而只吃馒头、米饭、蔬菜水果？不！不！不！你眼中的"低蛋白饮食"和医生说的可不是一回事。

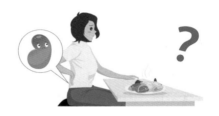

今天，我们就来了解一下关于"低蛋白饮食的那些事儿"。

1. 蛋白质来源于哪些食物

低蛋白饮食，意味着我们要减少进食富含蛋白质的食物。首先，我们来看看哪些食物富含蛋白质吧。对于同等重量的不同种类的食物来说，蛋白质含量由高到低排列依次是：坚果、瘦肉、鸡蛋、大豆、谷薯类、奶类，而蔬菜和水果中蛋白质含量很少。但是食物中蛋白质的含量并不等于蛋白质的摄入量，还需要考虑到我们每天对不同种类食物的摄入量，由于每天摄入的主食量大，所以每天蛋白质的食物来源主要是谷薯类，其次才是瘦肉、鸡蛋、牛奶和豆制品等。因此，想要实现低蛋白饮食，一定需要同时减少谷薯类、肉蛋奶类、豆制品、坚果类的进食量，而不是单单减少肉、蛋、奶类的摄入。

2. 蛋白质是如何分类的

肾病患者的饮食，除了要控制蛋白质的量以外，还有一点比较重要，就是要求蛋白质的品质要好，也就是说要以优质蛋白质为主，简言之，即"量少而质优"。那么，什么是优质蛋白质呢？通俗一点讲，就是那些人体更容易吸收、利用的蛋白质，也就是我们常见的肉类、蛋类、奶类和豆制品。其中鸡蛋的蛋白质与人体蛋白质的氨基酸模式最接近，是最好的蛋白质。而一些植物性来源的食物比如谷薯类、蔬菜、水果中的蛋白质是植物蛋白质，属于非优质蛋白质。所以在低蛋白饮食的原则下，首先要减少的是这些富含非优质蛋白质的"大户"，也就是各种粮谷制作的主食，比如我们常吃的馒头、米饭、面条等。然而，减少这些食物的摄入会在很大程度上改变我们的饮食习惯，因此，我们可以选用一些含蛋白质较低的粮谷类食物替换普通的米面，比如藕粉、粉丝、粉条，还可以去购买"低蛋白大米""低蛋白面粉"等新型食品来解决传统米面食品含非优质蛋白太高的问题。

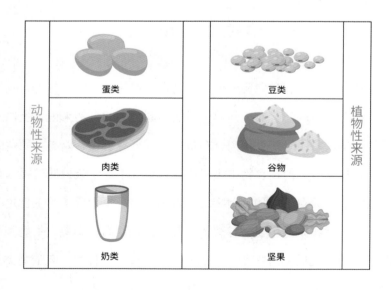

3. 低蛋白饮食适用于哪些人群

事实上，并非所有肾病患者都需要低蛋白饮食，只有在肾功能下降时才需要控制蛋白质的摄入量。当慢性肾脏病发展到尿毒症阶段时，患者会进行血液透析或者腹膜透析治疗，这个阶段患者需要适当增加蛋白质的摄入来改善营养不良，蛋白质的代谢产物也可以通过透析治疗排出体外，所以透析患者不需要低蛋白饮食。

辟谣陈词

　　对于需要控制蛋白质摄入量的肾病患者来说，可以多选择纯淀粉类食物来控制非优质蛋白的摄入，同时，在控制蛋白质摄入总量的前提下优选瘦肉及蛋奶类食物，从而达到优质低蛋白的饮食要求。

第五节　血钙低了，多喝骨头汤能补钙吗

在肾功能减退的早期，钙的吸收一般不会受到影响。随着病情的进展，患者体内磷潴留的水平超过了身体可以负担的程度，就会导致胃肠道中钙吸收减少，从而引起低钙血症。所以慢性肾脏病终末期患者常常会合并钙磷代

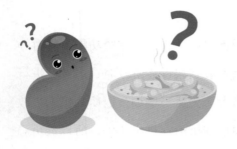

谢紊乱，异常的钙磷代谢会增加心血管事件发生的概率，也会引起肾性骨病。因此，肾病晚期患者如果出现了低钙血症，需要及时补钙。同时，为了防止过量的钙引起的血管硬化，每日钙的总摄入量不能超过1500mg。

谈到补钙，很多人会想到骨头汤这一"补钙利器"。我们就来了解一下骨头汤的营养特点。动物骨头里80%以上是钙，遗憾的是这些钙难溶于水，也难以被吸收。如果我们想达到补钙的目的可能需要敲碎它，加醋后用文火慢煮，以增加钙的溶出量。但是，动物骨头中除了钙含量很高外，磷的含量也非常高，对于伴有肾损伤的人群来说，骨头汤补钙会增加高磷血症的发生概率。因此，肾病患者用骨头汤补钙不仅费时费力不现实，同时导致高血磷的风险也增加了。

对于肾病患者来说，通过食物补钙没那么简单。大多数需要补钙的肾病患者会出现钙磷代谢紊乱，也可能会合并高尿酸血症。同时，肾功能的损害也要求饮食中坚持优质低蛋白的原则，所以肾病患者在补钙时不仅要考虑食物中钙的含量，同时需要考虑磷、嘌呤和蛋白质的含量，如牛奶及奶制品、大豆类及其制品（北豆腐、豆腐脑、豆腐丝）、深色蔬菜都是非常好的选择。

对于伴有低钙血症的肾病患者来说，每天钙的推荐摄入量为1000～1200mg。如果单纯通过饮食补充，每天需要进食较多的奶制品和豆制品，但是这类食物过多摄入会增加蛋白质、磷的摄入量，所以可以通过药物补充作为辅助。药物补充的优点是操作简单，并且容易控制补充量。但是，在应用药物补充时需要严格遵守医嘱，以免服用过量，造成血管钙化。

辟谣陈词

骨头汤中溶出钙的含量很低，且不易为人体吸收，反而嘌呤、磷含量高，不适合肾脏病患者食用。

第六节 得了肾病，不能喝牛奶吗

牛奶作为一种天然饮品，被称之为"白色的血液"，具有极高的营养价值。通过分析牛奶的营养成分我们知道，牛奶是一种富含水、蛋白质、脂肪、乳糖、矿物质和维生素的乳胶体，其最突出的营养优势是优质的蛋白质和丰富的钙质。牛奶中的蛋白质消化吸收率高，同时含有与机体免疫相关的乳球蛋白；牛奶中的钙含量也很高，约为104mg/100ml，且吸收率很高，是膳食钙的良好来源。此外，牛奶中含有多种酶类及生物活性物质，酶类可以促进营养物质的吸收且具有抗菌作用，生物活性物质如生物活性肽、乳铁蛋白、免疫球蛋

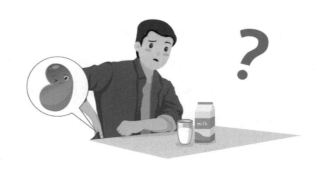

白具有免疫调节、调节铁代谢和抗氧化的作用。

300ml牛奶可提供的营养

营养素	含量
蛋白质	9.9g
维生素B$_2$	0.36mg
钙	321mg
镁	33mg
钾	540mg
锌	0.84mg
硒	4.02mg

数据来源：《中国食物成分表标准版》（第六版/第二册）。

牛奶这么好，肾病患者是否能喝牛奶呢？这需要考虑肾病患者当下具体的病情，当肾病患者出现低蛋白血症及低钙血症时，牛奶非常适合患者饮用。然而，牛奶含水量丰富，约占90%，对出入量不平衡的患者应当限制牛奶摄入。同时牛奶含磷丰富，每100ml约含磷70mg，而磷是肾小球超滤过的元凶，能加重肾功能损害，所以肾功能不全的患者应当限制牛奶的饮用。对于慢性肾脏病2—4期的患者及其他肾功能异常、存在氮质血症的人群，建议牛奶的摄入量为每日250ml，而对于不需要低蛋白饮食的肾病患者，每日可以饮用300～500ml的液态奶。

如果有患者需要限制液体入量，同时又需要补充蛋白质和钙质，其实可以选择其他类型的乳制品。我们常见的奶制品有液态奶、奶粉、酸奶、奶酪等，不同的奶制品之间可以进行互换，比如如果需要补充等量的蛋白质，可以选择喝100ml的牛奶或喝100g的酸奶，也可以选择12.5g的奶粉，还可以选择吃10g的奶酪。在奶制品中，我们会发现通常羊奶的价格高于牛奶，很多人会纠结应该喝牛奶还是喝羊奶，是不是羊奶比牛奶更有营养？其实，奶制品的价格是由市场供需决定的，牛奶的产量远高于羊奶，所以牛奶的价格更低。整体来看，牛奶和羊奶的营养价值基本处于同一水平，仅存在微小差异，牛奶中蛋白质及钙的含量高于羊奶，而且牛奶中的磷含量低于羊奶，从这两个角度来看，肾病患者选择牛奶更有利。

牛乳、羊乳营养成分表

营养成分	牛乳（100g）	羊乳（100g）
水分（g）	87.6	88.9
蛋白质（g）	3.3	1.5
脂肪（g）	3.6	3.5
碳水化合物（g）	4.9	5.4
热能（kJ）	271	247
钙（mg）	107	82
磷（mg）	90	98
铁（mg）	0.3	0.5
视黄醇（μg）	54	84
硫胺素（mg）	0.03	0.04
核黄素（mg）	0.12	0.12
烟酸（mg）	0.11	2.1

数据来源：《中国食物成分表标准版》（第六版/第二册）。

辟谣陈词

　　肾病患者是否能喝牛奶需要结合具体病情，低蛋白低血钙且没有明显水肿时是可以喝牛奶的；当高度水肿或血磷升高时应尽量不喝牛奶。

第七节　得了肾病，不能吃蘑菇等食用菌吗

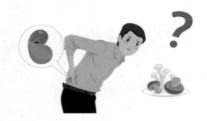

蘑菇等食用菌因其独特的鲜美风味常常出现在人们的餐桌上，我们日常可食用的菌类很多，有香菇、平菇、口蘑、杏鲍菇、金针菇等。

从营养成分数据来看，菌类的营养价值很高，含有丰富的蛋白质、膳食纤维、维生素和钾，有增强人体免疫功能和抗氧化作用。在菌类中，香菇和蘑菇的蛋白质含量最为丰富，为20%以上，且蘑菇所含的蛋白质中必需氨基酸的含量占到了60%以上，丰富的必需氨基酸为肾病患者提供优质的蛋白质合成原料。菌类的脂肪含量很低，钾、铁、锌、硒含量较为丰富。菌类中含有的丰富的膳食纤维可以促进胃肠道蠕动，同时具有调节血压、血脂的作用。

除了常见的营养成分，菌类还含有很多植物活性物质，如香菇多糖、金针菇多糖、硫化物、三萜类化合物、蛋白质多肽等。这些物质在增加风味的同时，还具有增强免疫力、抗肿瘤、保护胃黏膜的作用。因此，整体来看，菌类是一类营养价值很高的食物。

常见蘑菇营养成分表

食物名称 （100g可食部）	能量 kcal	蛋白质 g	膳食纤维 g	钙 mg	铁 mg	锌 mg	钠 mg	钾 mg	磷 mg
草菇	27	2.7	1.6	17	1.3	0.6	73	179	33
口蘑(白蘑)	277	38.7	17.2	169	19.4	9.04	5.2	3106	1655
蘑菇(鲜蘑)	24	2.7	2.1	6	1.2	0.92	8.3	312	94
平菇	24	1.9	2.3	5	1	0.61	3.8	258	86
香菇	26	2.2	3.3	2	0.3	0.66	1.4	20	53
茶树菇	309	23.1	15.4	4	9.3	8.38	6	2165	908
杏鲍菇	35	1.3	0	13	0.5	0.39	3.5	242	66
金针菇	32	2.4	2.7	0	1.4	0.39	4.3	195	97

数据来源：《中国食物成分表标准版》（第六版/第一册）。

所以，肾病患者只要尿量正常，适量选用菌类食物还是有好处的。但是由于其中含有较多的钾、磷和嘌呤，食用菌类时应注意以下四点。

（1）对于肾功能减退的肾病患者，不宜大量食用。

（2）因菌类含钾丰富，存在高钾血症的患者暂时不宜选用，进食后会使血钾进一步升高。

（3）菌类的嘌呤含量相对较高，特别是香菇中的嘌呤含量约为214mg/100g，属于高嘌呤含量的食物。一次进食大量香菇，血中尿酸水平容易升高。

（4）肾移植患者不宜选用，因为菌类有增强免疫的作用，会加重肾脏移植的排异反应。

菌类食物的营养价值高，但富含钾、磷和嘌呤。尿量正常且血钾、血磷、血尿酸监测结果正常的肾病患者可以食用。

第八节　少喝水，肾脏就能轻松一点吗

水是生命之源，俗话说："人能三日无粮，不可一日缺水。"肾脏的重要使命就是通过尿液的生成和排泄实现液体平衡，保证我们身体摄入的水分和排出的水分是等量的。如果肾功能异常，就会失去调节体内水平衡的功能，引起人体的蓄排水功能障碍。

肾病患者水分摄入过多或过少都会加重肾功能的损害，所以，准确记录肾病患者全天的出入量至关重要。在计算全天进水量时，应该包括进食和饮水两方面的液体量，如果有输液也应该包括其中。而我们体内的水主要有四个排出途径：通过皮肤蒸发和呼吸每天丢失400～600ml水，从粪便中丢失水分约100ml，其余以尿液的形式排出体外。

肾病患者机体水、电解质代谢变化很快，既容易水潴留，又容易脱水，所以"少喝水，肾脏就能轻松一点的"说法是非常不科学的，正确的做法是

及时监测病情并进行个体化处理，具体方法如下。

（1）对于肾小球肾炎的患者，如果没有水肿可以不用控制进水量，和正常人一样，每天进水量2000～2500ml。

（2）出现水肿或是肾病综合征患者，则需要控制饮水量，以减少肾小球的压力，进水量应该控制在前一天尿量基础上加500～800ml。

（3）对于患有肾小管疾病的患者来说，如果多尿，应该谨慎限水，密切观察尿量，补充丢失的水分。肾结石患者也需要每日均匀进水3000ml以上。

（4）对于已接受透析治疗的尿量正常患者，因透析的肾脏替代作用，对患者血液中代谢产物和多余水分的清除能力大大增加，因此不需要严格地控制饮食和饮水，但仍需与医师、营养师配合，根据身高、体重、透析方式、每周透析次数、每天的排尿量等信息，设计一套适合自己的饮食计划和饮水计划。

（5）维持性透析无尿或少尿者需严格控制每天饮水量，每日不超过1000ml。其目的是防止透析间期水负荷过重，引起肺水肿、心衰和低钠血症，从而加重对机体的损害。

食物含水量举例

含水量	食物举例
含水量100%	水
含水量90%以上	牛奶、饮料、汤类、叶菜类、瓜茄类等
含水量80%左右	酸奶、稀粥、豆腐、瓜果类、浆果类、菌藻类等
含水量70%左右	甘薯、马铃薯、禽肉类、鱼虾类、蛋类等
含水量50%左右	米饭、蜜饯类等
含水量30%左右	馒头、面条、面包等

数据来源：食物营养成分查询平台(yybq.net)。

辟谣陈词

　　肾病患者机体水代谢变化很快，既容易水潴留，又容易脱水。并不是水喝得越少越好，正确的做法是动态监测出入量是否平衡，根据具体病情合理饮水。

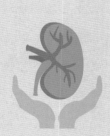

第六篇

"独善其肾"

如何调理肾病患者出现的不适症状

如果我们把生命比作一条奔流不息的河流，那么肾脏就是这条河流上的闸门，它以过滤、回收、排泄、调节（激素）的方式清除河流里的杂质，维持河流的清澈和畅通。由于这个"智能闸门"的功能太多了，以至于只要其中一个小功能出现故障，人体就会很快出现对应的不适症状。

　　其实，常常让肾病患者们感到痛苦的不是肾脏疾病本身，而是这些切身的不适症状。这一篇就来为肾病患者逐一解读这些不适症状产生的原因和有效缓解的方法。

第一节 水 肿

不少肾病患者早晨起床会感觉眼皮肿胀，晚上脚踝处有肿胀感，随着症状加重还会扩散到后背和下肢处。每当看到镜子中自己"胖乎乎的脸"，心情总是坏透了。有的肾病患者会发现小腿肿处一按还能按出"坑"来。

水肿是肾脏病的常见临床表现之一，很多慢性肾脏病友在病程中出现过或轻或重的水肿。水肿是如何发生的？出现水肿后应该如何应对？我们一起来认识一下水肿。

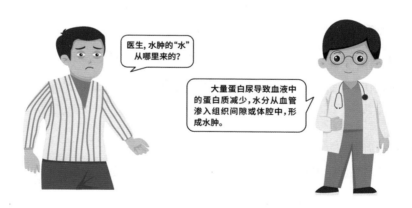

医生，水肿的"水"从哪里来的？

大量蛋白尿导致血液中的蛋白质减少，水分从血管渗入组织间隙或体腔中，形成水肿。

水肿是指人体组织间隙有过多的液体积聚使组织肿胀，当用手指按压水肿部位时，被压处通常会出现一个凹陷，称为可凹性水肿。当过多的液体积聚在体腔时则称为积液，如我们经常听到的胸腔积液（又称胸水）、腹腔积液（又称腹水）、心包积液等。

当肾病患者们得了肾小球肾炎、肾病综合征和肾功能不全等疾病后，肾小球的滤过率下降会引起肾脏排水功能减弱，过多的水分积聚在体内引起水肿。当患者尿蛋白量较大时，血液中的蛋白大量丢失，血浆的胶体渗透压下降，水分会外渗到组织间隙，引起水肿。一般的，水肿首先发生在组织疏松的部位，两侧对称，如眼睑或颜面部、足踝部，以晨起为明显，严重时可以累及下肢及全身。此外，当肾病患者们合并慢性消耗性疾病或存在长期营养缺乏时，也会导致血浆中的蛋白水平严重下降或维生素B_1缺乏，引起水肿。

那么应该如何"消肿"呢？我们了解到水肿患者容易走进两个误区。

（1）吃、喝某些食物、汤水消肿。许多肾病患者患病后，非常想消除水肿，但吃药需花钱又怕不良反应，于是到处打听，想知道吃什么食物能消肿。冬瓜、玉米须、蒲公英等，被当作了消肿法宝。以上食物虽然从理论上讲有利水消肿的作用，但对肾损害引起的水肿作用太小了，往往看不到效果。并且，许多患者少尿或无尿，需要每天控制饮水量，而冬瓜含水量较大，玉米须泡水喝更容易使水摄入量超标，反而加重水肿。

（2）追求快速消肿。水肿出现后，肾病患者都想尽快消除水肿，但消肿不能速度太快，因为过度利尿可导致血容量降低，肾脏缺血缺氧，有可能发生急性肾衰竭。

正确的消肿方法有以下3种。

（1）坚持优质低蛋白饮食，患者可以有选择地进食优质蛋白，如肉、蛋、奶及大豆类食物，它们富含的蛋白质属于优质蛋白质，人体吸收利用率高。

（2）严重水肿时应卧床休息，低盐饮食，限制水的摄入。

（3）严重的水肿会引起各种不适，甚至影响心肺等重要器官的功能，因此，在治疗基础疾病的同时需要消肿。目前最常用的消肿药物是利尿剂，但长期应用利尿剂会引起体内钾、钠、氯等电解质的紊乱。因此，对于肾脏病患者来说，利尿剂只能作为对症治疗的一种药物短期应用。另外，尿毒症患者由于肾脏产生尿液的功能很差，利尿剂往往不能起到很好的效果，此时则需要通过透析清除体内过多的水分。

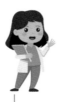

正确的消肿方法：

- 严重水肿时应卧床、低盐饮食、限制水的摄入
- 合理应用利尿剂
- 坚持优质低蛋白饮食
- 尿毒症患者需通过充分透析清除体内多余水分

第二节 食 欲 差

有些患者经常说："我胃口好差呀，看见平时爱吃的也不想吃。"这确实是件令人"头疼"的事。医生常会要求肾病患者们多吃点，保证足够能量的摄入，但有时会发现，有的患者根本不想吃，有时看见食物甚至会恶心、厌烦，更不要提营养二字了。

肾病患者，尤其是肾功能受损的患者，由于体内毒素蓄积、代谢性酸中毒、电解质紊乱、药物影响等原因非常容易出现食欲差、纳差的问题，那么，该如何有效应对食欲减退呢?

（1）少食多餐：没胃口的时候一般都吃得比较少，那么不妨找出一天中比较有食欲的时间段，多吃几顿，也就是少食多餐。

（2）适当调味：肾病患者要控制盐的摄入，不宜吃得太咸，很多患者可能觉得饭菜太清淡以至难以下咽，可以用番茄（酱）、柠檬汁、糖、醋、大蒜、葱来调味，这些调味品既健康又能刺激消化腺分泌消化液，同时，肾病患者在餐前可以吃些开胃水果、小菜、小点心或喝点开胃饮料，如酸梅汤、果汁等。

（3）美化饭菜：精心准备饭菜，尽量让菜肴的"卖相"更好一些，使其色、香、味俱全，从视觉、嗅觉、味觉上全方位刺激肾病患者的食欲。

（4）优化环境：进餐环境的改善也有助于提高食欲，将用餐环境布置得舒适、温馨一些，尝试着放点音乐，同时有家人一起陪同吃饭，会使肾病患者的心情愉悦，在无意中吃进更多的食物。

（5）提高食物的营养密度：精心搭配和烹制食物，等量的食物中加入更多的营养价值高的食材，比如麻酱豆角、肉末菜末粥等，同时应使食物易于咀嚼，可以减少用餐中的不适感。

（6）应用一些健脾养胃、助消化的药物，如鸡内金、保和丸、干酵母、多酶片、益生菌、B族维生素等。

如果以上方法都无法改善肾病患者的食欲，可以选择口服营养补充剂，肾脏病专用型特殊医学用途配方食品就是不错的选择。通俗地说，喝一杯肾脏病专用配方粉就等于同时吃了主食、荤菜、素菜，换句话说它的能量和营养密度高，在有限的食物体积中摄入了更多能量及营养素，但如涉及具体方案，建议咨询专业营养师，制定适合自己的个体化营养补充方案。

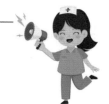

肾脏病患者如何改善食欲？

- 少食多餐
- 适当调味
- 使饭菜色香味俱全
- 优化就餐环境
- 家人陪伴用餐
- 辅助应用健脾养胃、助消化的药物

第三节　腹　　胀

"我今天一不小心吃多了，肚子好胀啊，真难受！" "快别提了，我这肾脏不好，吃多了很容易肚子胀，看到电视上说揉揉肚子会好，我也跟着学，左三圈右三圈，可还是没啥效果，也不敢多吃药，可真是愁人啊！"听到肾病患者们平时的诉苦，非常理解他们的苦恼。

一般而言，肾病患者们出现腹胀，可能有以下两种原因。

（1）胃肠道蠕动慢，胃肠动力不足。

（2）腹水导致腹胀。

第一种情况的肾病患者可以服用促进胃肠动力的药物，如莫沙必利片、伊托必利等，同时还可以适度按摩腹部，帮助促进胃肠蠕动。如果是因为腹腔积液导致的腹胀，可以使用利尿剂治疗，若利尿效果不佳，可以行腹腔穿刺术放出腹水，减轻腹腔内的压力。当然，同时还要积极治疗原发病，解除腹水产生的根本原因。

腹胀为何出现、如何处理？

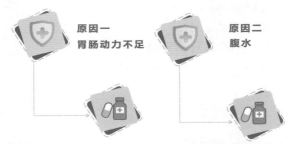

原因一
胃肠动力不足

原因二
腹水

- 服用促进胃肠动力的药物，如莫沙必利片、伊托必利等。
- 适度按摩腹部，帮助促进胃肠蠕动。

- 使用利尿剂治疗，若利尿效果不佳，可以行腹腔穿刺术放出腹水，减轻腹腔内的压力。
- 积极治疗原发病，解除导致腹水产生的根本原因。

居家的肾病患者，在日常生活中应该怎么做才能预防腹胀的出现或减轻腹胀的不适感呢？教你以下四种方法。

（1）减少食盐的摄入：虽然食盐对身体十分重要，但它却很容易使腹胀问题变得严重，建议肾病患者长期坚持清淡饮食。

（2）低脂饮食：若饮食当中的高脂肪食物过多，就会导致消化系统超负荷运转，造成腹胀和其他肠胃问题，因此建议肾病患者们均衡饮食，杜绝高油食物的过多摄入。

（3）饭后散步：有些人吃完饭后总是喜欢躺着，这是一种很不健康的习惯。饭后进行一些轻度的身体活动，能够促进消化并减少肠道中气体的积聚。

（4）每餐八分饱：每餐吃到八分饱能够很大程度地预防或减轻腹胀问题，如担心营养不良，可在两餐之间适量加餐。肾病患者吃饭时应细嚼慢咽，这样不仅能够有效增加口腔消化液的分泌，提高食物在口腔和胃内的消化率，还能减少空气进入口腔，预防腹胀的出现或加重。

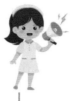

居家肾病患者如何预防/改善腹胀？

- 减少食盐摄入
- 低脂饮食
- 每餐八成饱
- 饭后散步

第四节 便 秘

　　肾病患者由于限制水分摄入、进食量减少，会时不时出现便秘的情况；肾病患者常服用的药物，如含钙的磷结合剂、铁剂、利尿剂、抗酸药等都可能导致便秘；透析患者由于超滤量过大，细胞外液急剧减少，会造成肠液减少，大便干结；一些卧床的患者、老年人以及存在糖尿病等基础疾病的肾病患者更容易出现便秘。

　　便秘一般不会威胁到患者生命，慢性便秘常伴随有腹痛、腹胀、恶心、呕吐、疲倦和头痛等症状，若持续进展，也可导致一系列并发症（如肛裂、直肠脱垂、粪便嵌顿甚至肠梗阻等），大大降低了肾病患者的生存质量。

更值得关注的是，长期便秘会增加高钾血症的发生概率；粪便长时间潴留在肠道内，其分解的毒素被吸收入血液循环还会加重尿毒症症状；用力排便还可诱发心绞痛、心肌梗死、心力衰竭、心律失常、脑出血等严重心脑血管疾病，甚至危及生命。

便秘的滋味有多难受，经历过的人都知道。肾病患者想要防治便秘，可以收好以下这些攻略。

（1）控制好血压、血糖。高血压本身不会引起便秘，但长期服用一些降压药会影响到肠胃系统，增加便秘的风险。糖尿病常见的并发症之一就是便秘，所以肾病患者们要经常监测血压、血糖。

（2）增加富含膳食纤维食物的摄入。肾病饮食原则常常强调"五低"饮食，低盐、低脂、低蛋白、低磷、低钾，都是减少含某些元素丰富食物的摄入量，减轻肾脏的代谢负担，但部分营养素的摄入减少无疑对改善便秘不利。其实除了"五低"，还有"两高"饮食却被大家遗忘了，即高维生素和高膳食纤维饮食。也就是增加维生素、纤维素丰富的食物，一方面补充营养，另一方面也有利于促进肠胃的蠕动。尤其是膳食纤维丰富的食物，消化后在肠道中形成有益物质，可有效改善便秘。

（3）多吃B族维生素丰富的食物，如粗粮、酵母、豆类及其制品等，可促进消化液分泌，维持和促进肠蠕动，有利于排便。

（4）多吃易产气食物，如洋葱、萝卜、蒜苗等，可促进肠蠕动，利于排便。

（5）适当增加高脂肪食物和植物油的摄入，如花生、芝麻、核桃及花生油、芝麻油、橄榄油等，因它们能直接润肠，并且其分解产物脂肪酸有刺激肠蠕动的作用。禁酒及辛辣食物等，因这些对通便不利。

（6）慎重选用导泻药。存在严重便秘的患者，会用到通便的药物，但需要注意一点，服药后要注意补充水分，以免出现脱水，导致血肌酐、血钾等指标的升高，反而加重肾脏的代谢负担。

（7）养成规律的排便习惯，利用好清晨起床时身体的排便反射，建立定时的排便习惯。

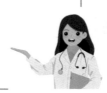

肾病患者如何改善便秘？

- 积极控制血压、血糖
- 多吃富含纤维素的食物
- 多吃富含B族维生素的食物
- 适当增加高脂肪食物和植物油的摄入
- 养成规律的排便习惯
- 慎用导泻药

第五节　乏　　力

肾病患者最常见的不适症状之一就是乏力，俗称"没劲"，浑身没力气，干啥也提不起精神。造成肾病患者乏力有多种原因，下面我们来逐一了解下。

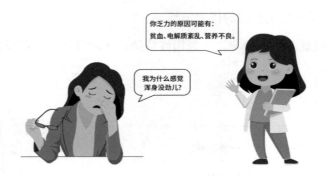

一、贫血

肾脏病怎么还引起贫血了呢？慢性肾脏病出现肾功能异常，往往到了3期以后，通常肌酐在150μmol/L以上，很有可能出现肾性贫血。这时，患者应该立即咨询医生，决定是否应用铁剂、促红素、新型口服贫血治疗药物或者其他有利于改善肾性贫血的药物。对于已经应用促红素的肾病患者或者已经进入血液透析或腹膜透析的肾病患者，还是存在贫血，医生应该认真分析贫血不能纠正的原因。贫血不只是导致乏力这么简单，还会增加心血管疾病及死亡风险。

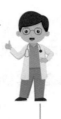

慢性肾脏病如何改善贫血？

● 饮食：多吃含铁丰富的食物，如动物肝脏、动物血，畜肉等，搭配含维生素C丰富的食物，如鲜枣、青椒等
● 药物：铁剂、促红细胞生成素、新型贫血治疗药物等

在日常生活中，贫血吃点什么好呢？因为铁是造血最主要的原料，建议贫血肾病患者多吃含血红素铁较多的食物，如猪肝、猪心、瘦肉、动物血和

一些红肉（烹饪前呈红色），每天摄入50～100g。维生素C可以增加铁的吸收，两样搭配吃，有助于改善贫血。

二、电解质紊乱

当肾病患者血液中离子水平异常时，会表现为全身乏力或肌无力等临床症状。肾病患者出现肾衰后，影响食欲，进食不足，可能会出现低钾血症；腹膜透析患者，因腹透液中不含钾离子，而且一般是24小时持续腹透液留腹，所以经常出现低钾血症。相反，高钾血症也会引起乏力，血钾高于5.5mmol/L时称为高钾血症，大于7.0mmol/L时为严重高钾血症。患者可以表现为乏力、肢体麻木，还会出现心律失常等情况，严重的会危及生命。血液透析患者如果不能很好地控制饮食，极易出现高钾血症。此外，低钙血症、高钙血症也会引起乏力。所以，对于肾病患者来说，监测离子状态很重要，根据离子监测结果在医护人员的指导下科学饮食和治疗，就能解决乏力的问题。

三、营养不良

肾病患者往往由于饮食限制、厌食、胃肠道受损、药物使用、精神抑郁等导致饮食摄入减少，或者由于代谢性酸中毒、内分泌功能紊乱、尿毒症毒素、慢性炎症等导致高分解代谢，造成营养不良，疲乏无力。营养不良会加速动脉硬化，增加及加速死亡风险。那么怎样尽早发现营养不良呢？肾病患者如果近期出现体重下降、乏力、食欲差、化验指标提示血浆蛋白下降、胆固醇无原因下降、贫血加重等，往往可能出现了营养不良，应及时就医，调整治疗和饮食，严重者应进行营养支持。

第六节　腰　　痛

· · · · · · · · · · · · · · · ·

　　腰部是指身体胯上胁下的部分，腰痛即指此部位的疼痛。腰部的正中间是脊柱，腰部从表及里分别是皮肤、皮下组织、肌肉和位于腹后壁的肾脏。肾脏被包在一层延展能力很弱的筋膜内，位于腹膜后，紧贴着后腹壁。

　　首先需要注意的是，此部位的任何组织或器官的病变均可引起腰痛，并不一定是肾脏疾病。例如腰部皮肤的感染或外伤和腰部脊柱、韧带、肌肉的疾病。

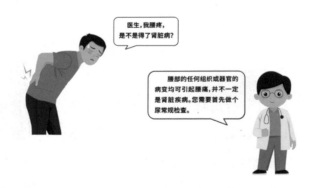

　　其实，大多数肾脏疾病并无腰痛，以腰痛为表现症状的"肾脏病"很少真正是肾脏病，只有少数几种情况的肾脏病会腰痛。

　　（1）肾脏或肾盂的急性细菌性炎症：此时患者往往伴有发热，如果细菌是从尿道逆行上升到肾盂或肾脏，则患者往往合并排尿不适，包括总想排尿、排尿急迫和排尿时感到小腹痛，医生在轻轻叩击肾脏部位时患者感到疼痛加重。

（2）肾盂或输尿管结石：尤其是输尿管结石，结石卡在输尿管中，导致输尿管痉挛，从而出现疼痛。输尿管痉挛可导致患者剧烈疼痛，可为腹痛，并向大腿根部放射。

（3）急性肾炎、急性肾炎综合征或急进性肾炎：属于肾脏急性免疫性炎症，当发生急性免疫性炎症时，肾脏会因为水肿或免疫细胞浸润而快速肿大，但肾脏外面筋膜的延展能力很弱，这样筋膜腔内的压力会增大，部分患者会感到腰部不适、酸痛。因为筋膜腔内的压力不随体位变化而改变，所以这种情况的腰痛不会随体位的变化而减轻或加重，或站或坐，疼痛的程度不变，但叩击时腰部疼痛或不适感加重。

（4）除了急进性肾炎，还有其他病因，如肾脏缺血或肾毒性药物导致的急性肾衰竭，肾脏也会快速肿大，部分患者也会感到腰部不适，叩击时不适加重。

患慢性肾炎等疾病，因为肾脏大小不变或者缓慢变小，不会牵张肾脏外面的筋膜，因此没有腰痛、腰酸、腰部不适的感觉。有的疾病会导致肾脏肿大，但是肿大过程十分缓慢，肾脏外面的筋膜被缓慢地逐渐牵张，患者同样感觉不到腰部不适，例如糖尿病肾病、多囊肾病等。

腰痛会引起患者警惕并很快就诊。问题是大多数肾脏病并无腰部不适，这就是肾脏病不容易被发现的原因。其实只要做个尿常规检查，肾脏病是很容易被发现的。因此，如果发生腰痛，要及时到医院就诊，通过化验检查明确腰痛的原因，根据病因予以治疗，当原发病得到治疗后，腰痛才会缓解。

第七节 骨 痛

· · · · · · · · · · · · · · · · ·

门诊上、病房里，一些尿毒症患者会告诉医生他们全身骨痛，难以入睡。肾病患者出现这些情况是因为发生了肾性骨病，肾性骨病是终末期肾病患者最常见的并发症之一。

为什么肾脏不好了，骨骼系统也受到牵连了呢？这是因为肾脏除了具有生成尿液、排泄代谢产物、调节电解质酸碱平衡的功能以外，还有非常重要的内分泌功能，其中之一就是产生活性维生素D，调节钙磷代谢。钙、磷和活性维生素D是维持身体骨矿代谢的主要物质。成年人体内大约有钙1300g，磷400~800g，主要分布在骨骼和牙齿中。肾脏可以通过合成活性维生素D促进肠道对钙、磷的吸收和肾脏对钙、磷的再吸收，使血浆中钙、磷浓度增高，促进新骨形成，还可以抑制甲状旁腺分泌甲状旁腺激素，防止破骨，减少骨钙入血。

当肾脏受到损害，肾功能逐渐下降时，活性维生素D的产生就会减少，引发一系列的钙磷代谢紊乱，最终导致低钙血症、高磷血症、高甲状旁腺激素水平和低活性维生素D水平等异常，进而出现骨骼、心脑血管、神经等多系统的损伤。如果骨骼系统出现问题，患者会出现骨骼疼痛，多见于腰、髋、膝、腕、肘关节。还有可能出现骨质疏松、骨软化，甚至发生自发性骨折、骨骼畸形等，严重影响患者的生活质量和生存时间。

对于肾性骨病，建议慢性肾脏病患者从3期开始主动监测血钙、血磷和甲状旁腺激素水平。通常肾性骨病早期积极应用药物治疗，疗效非常明显，但如果忽视了早期治疗，到了晚期可能需要进行手术干预。手术后患者的骨痛、骨折、骨骼变形等症状都能很快得到缓解，不过可能会出现低钙的问题，需要在医生的指导下加强血钙监测。出现肾性骨病后，患者应注意定期复查，除了检测血钙、血磷、甲状旁腺激素等指标，还可以做一些骨质量的检查，比如骨密度检测等来早期发现骨量减少和骨质疏松。

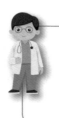

肾病患者如何改善和预防骨痛？

● 控制高磷血症
● 纠正低钙血症
● 补充维生素D和维生素A
● 注意早期监测血磷、血钙、甲状旁腺激素水平

如果肾病患者在早期血液学检查时出现了异常，可以了解一下具体怎么应对这些异常。

（1）控制高磷血症：首先要减少高磷食物的摄入，严重者可在医生的指导下应用磷结合剂或胃肠道磷吸收阻滞剂。

（2）纠正低钙血症：多补充含钙丰富的食物，建议每日能够保证1000～1200mg的钙摄入，常见的富含钙的食品如牛奶、酸奶、奶酪、黄豆及其制品、虾皮等。必要时咨询医生后应用钙膳食补充剂或拟钙剂。

（3）补充维生素D和维生素A：维生素D能够促进钙的吸收，有利于钙的骨化，可多晒太阳以促进合成活性维生素D，还可遵医嘱补充活性维生素D制剂，如骨化三醇等。维生素A参与骨有机质胶原和黏多糖的合成，促进骨形成，可以多摄入富含维生素A和维生素A原的食物，如蛋黄、动物肝脏、深黄红色蔬菜水果等。

第八节 皮肤瘙痒

· · · · · · · · · · · · · · · · · · · ·

皮肤瘙痒是很多肾病患者会出现的不适症状，一开始以为是皮肤病，其实不然，这可能是肾病本身在作祟。在肾病专业医学期刊上有这样一项调查：在调查的5000多名慢性肾脏病3—5期的患者中，有3350人出现皮肤瘙痒的症状，占比高达约67%。肾功能发生实质性损害后无法逆转，这给及时清除体内"垃圾"出了难题，钙磷代谢紊乱尤其是低钙高磷很容易引发皮肤瘙痒。总体来说，肾功能受损后，身体会发生一系列的连锁反应，皮肤瘙痒只是其中之一，虽然可帮助身体发布"报警信号"，但同时也大大降低了患者的生活质量。为了解决这一问题，需要患者做到以下几点。

（1）降低血磷。高磷血症一直是令肾病患者非常苦恼的事情，很多肾病患者有这样的疑虑：我的血磷总是居高不下，我该怎么办呢？一般可以从限制磷的摄入、合理使用磷结合剂、充分透析或增加透析对磷的清除三方面降低高血磷，也就是常说的3D原则：diet（饮食，限制磷摄入）；drug（药物，使用磷结合剂）；dialysis（透析，调整透析方案）。具体来说，首先，控制饮食，限制磷的摄入。对于慢性肾脏病3-5期的患者，建议每天饮食磷摄入不超过800mg，选择磷/蛋白比值低（磷/蛋白比<12mg/g）、磷吸收率低的食物，限制摄入含有大量磷酸盐添加剂的食物。首先了解一下食物中磷的吸收率：加工类食物（100%，绝对避免）＞动物性食物（40%~60%，适量选

择）＞植物性食物（10%～30%，放心选择）。其次，当您考虑哪种食物对血磷影响较大时，可以参照这个顺序：加工肉＞动物内脏＞荤汤＞坚果＞粗杂粮＞主食＞蔬菜；当您考虑哪种肉对血磷影响较小时，可以参照这个顺序：鸭翅＞鸭胸脯肉＞牛肋＞猪大排＞羊肉＞鸭肉＞鹅肉＞鸡肉。除此之外，恰当的烹饪方式也是降磷的有效措施之一，比如焯水或水煮就可以去磷，其去除磷的比例：蔬菜51%、豆类48%、肉类38%、面粉类70%等。

（2）药物治疗。目前常用的降磷药物有3类，分别是不含钙的磷结合剂、含钙的磷结合剂及新型磷结合剂。

（3）透析治疗。透析包括血液滤过、血液透析、腹膜透析等方式。以上三种方式对血磷清除充分性的高低为：血液透析滤过最高，血液透析次之，腹膜透析最低。通过延长透析时间及增加透析频率可有效控制血磷浓度。综上所述，一是只要严格遵循低磷饮食、药物治疗、充分透析三部曲，便可把高磷血症患者血磷水平平稳控制在正常范围内，提高肾病患者的生活质量，延长存活时间。二是应用针对性止痒药物。如抗组胺药类可以抑制中枢神经的活跃，缓和瘙痒感。三是注重日常护理。平时注意护肤，保持湿润，可以用甘油、凡士林达到保湿效果，及时做好皮肤护理，也可一定程度上减轻瘙

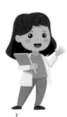

肾病患者如何缓解皮肤瘙痒症状：

- 通过控制饮食降低血磷水平
- 应用药物控制高磷血症
- 通过充分透析降低血磷
- 做好皮肤护理，保持皮肤干净湿润

痒的程度。此外，适当运动有助于促进血液循环，减少磷酸盐的沉积，还能促进毛孔呼吸，出汗的时候皮肤毛孔张开，利于排毒。最后，需要注意区分肾性瘙痒和普通过敏的情况，如春天花粉、柳絮较多，平时注意戴口罩做好防护，保护好皮肤，以防过敏。

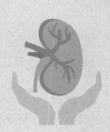

第七篇

"聚精会肾"

当养护肾脏遇到中医食疗

古人云：凡膳皆药，药食同源，寓医于食。唐代名医孙思邈曾说：
"凡欲治病，先以食疗，食疗不愈，后乃药尔。"中医食疗历史悠久，
源远流长，它将食疗与食养有机结合，无病时用于养生，有病时用于治
疗，病后用于康复，实为独具中国传统特色的治病疗养方法。时至今
日，中医食疗依旧有着其无法替代的价值。

　　《黄帝内经·素问》中提到："毒药攻邪，五谷为养，五果为助，
五畜为益，五菜为充，气味合而服之，以补精益气。"中医理论建议，
应用药物治病去邪时，应当依靠饮食补充气血，来达到更好的康复效
果。中医食疗对于缓解肾脏病发展、减轻肾脏病症状是一种非常便捷、
有效的方式，它以辨证论治为主要思路，对患者进行有针对性、个体化
的调理和养护。

第一节　急性肾小球肾炎的食疗方

肾小球肾炎可分为急性肾小球肾炎和慢性肾小球肾炎。急性肾小球肾炎主要表现为病程短，往往由感染诱发免疫反应，出现血尿、蛋白尿、水肿等症状。中医理论认为急性肾小球肾炎病因是风邪、水湿、疮毒、瘀血，病位在肺、脾、肾，关键是肾，风邪犯肺，肺失宣肃，发为水肿，感受水湿伤及脾阳，成为水肿。本虚以肾阴虚为主，后期发展成气阴两虚。本病可辨证分为湿热内蕴证、肺脾气虚证、脾肾阳虚证、气阴两虚证。早期食疗应以清热利湿、活血化瘀为思路，后期则以辅助正气为主。

推荐食材及忌口：

1. 水肿明显，尿量减少：应多吃青菜、萝卜、冬瓜、丝瓜、竹笋、鲤鱼、黑鱼、鲫鱼、赤小豆、西瓜等。

2. 血尿多：应选用花生米、茄子、藕节、白茅根等。

3. 伴有贫血：应选用苋菜、红枣、桂圆、牛肉、猪肝、鸡蛋、菠菜等。

4. 忌用辛辣及刺激性强的食物，如辣椒、胡椒、咖喱、酒等。

推荐食疗方：

湿热内蕴证——茅根粥

食材：鲜白茅根60g，大米50g。

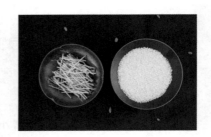

功效：白茅根清热利湿、凉血止血，有
　　　益于缓解血尿。本方适合肾炎患
　　　者以血尿为主要表现者。

用法：将新鲜白茅根加适量水煮半小时
　　　后，用茅根水煮粥，即可食用。

湿热内蕴证——土茯苓薏米粥

食材：薏米30g，土茯苓30g，粳米
　　　100g。

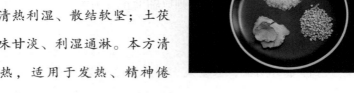

功效：薏米清热利湿、散结软坚；土茯
　　　苓性味甘淡、利湿通淋。本方清
　　　利湿热，适用于发热、精神倦
　　　怠、全身浮肿、恶心呕吐、少尿患者。

用法：土茯苓洗净加水煮30分钟去渣取汁，薏米、粳米淘洗净，一起入
　　　锅，加水适量，旺火烧沸后，改用文火熬至米烂成粥。

肺脾气虚证——栗子茯苓粥

食材：栗子30g，茯苓6g，粳米100g。

功效："栗为肾之果"，栗子、茯苓、大米均能健脾润肺，茯苓有利水渗湿的作用。本方补肾益气，健脾利湿。适合肺脾两虚肾炎患者，以腰酸、尿少、腹泻为主要表现者。

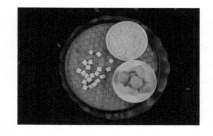

用法： 栗子去壳，切成小块，茯苓捣碎成粉（或者买现成的茯苓粉），大米洗净，加水适量，将栗子和粳米熬煮成粥，再加入茯苓粉，调匀后再煮至沸腾，即可食用。

脾肾阳虚证——当归生姜羊肉汤

食材： 当归30g，生姜15g，羊肉250g。

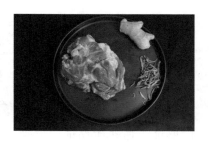

功效： 当归补血活血，生姜、羊肉有温中散寒、补虚的功效。本方具有温中补血的作用，适用于有肾炎血虚、畏寒的患者。

用法： 羊肉切块，焯水后取出，当归、生姜用纱布包好，与羊肉一起放入锅内，加适量水炖熟烂后，加入适量调味品，即可食用。

气阴两虚证——黄芪炖鸭

食材： 生黄芪60g，鲜小鸭半只。

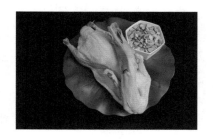

功效： 黄芪补肺益气，鸭肉滋阴，本方有减轻蛋白尿及利水的作用。

用法： 炖熟后，喝汤吃肉，随饭量而用，不可过多。

第二节　慢性肾小球肾炎的食疗方

慢性肾小球肾炎为现代西医的诊断名，中医经典文献并无此名的记载，但根据其主要临床表现、发展、转归及预后特点，可将其归属于"慢肾风""水肿""虚劳""尿浊""尿血""腰痛"等病症范畴。其病位主要在脾肾，但与五脏相关，病机总属本虚标实，"本虚"为首要因素，以肾虚为主，贯穿疾病始终；湿热、瘀血等邪实亦出现于慢性肾炎的不同病理阶段，肾虚、湿热、血瘀三者相合，共同构成慢性肾炎的基本病机，常见湿热内盛证、血热阴伤证。慢性肾小球肾炎的食疗整体思路应根据中医辨证施食，所用药食同源的材料具有健脾益肾、清热利湿、补气滋阴的效果，兼顾肾病标本同治，以改善不良代谢状态。

推荐食材及忌口：

1. 适当服用滋补食物，如海参、人参、木耳、蜂蜜等。慢性肾炎的患者久病易损伤正气，体质虚弱，适宜滋补品，以补脾益肾扶正。且肾病型的患者有大量蛋白尿、血浆蛋白低下，应补充优质蛋白质以滋补身体，如牛奶、鸡蛋、瘦肉等。

2. 贫血者应适当进食补气养血的食物，如红枣、樱桃、龙眼、赤小豆、番茄、木耳、萝卜等。

3. 忌口：少食或不食辛辣刺激性强的食品，如辣椒、姜、蒜、咖喱等。同时为防止血脂升高，应控制每日脂肪的摄入总量，不吃油炸、烧烤食物，不吃鸡皮、鸭皮等。慢性肾炎患者常有水肿，要采用低盐饮食，减轻水钠潴留。

推荐食疗方：

湿热内盛证——荠菜鲫鱼汤

食材：鲜荠菜80g（干品可用20g），鲫鱼500g。

功效：荠菜清热利湿、凉血止血，鲫鱼益气健脾、利水消肿。本方适用于发热、水肿的慢性肾小球肾炎患者。

用法：将荠菜洗净，鲫鱼去鳞、内脏和鳃，然后将荠菜和鲫鱼放锅内清炖，吃肉喝汤即可。

湿热内盛证——玉米须茶

食材：玉米须60g，绿茶适量。

功效：玉米须利尿消肿，清肝利胆；绿茶可利尿、清热解毒。

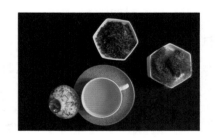

用法：凉水洗净玉米须，加水和绿茶煎煮20分钟后随意饮用，代茶饮。

湿热内盛证——薏米黄芪粥

食材：薏苡仁40g，黄芪30g，大米适量。

功效：薏苡仁有健脾被祛湿、舒筋除痹、清热排脓等功效；黄芪补气、

止汗、利尿消肿、排脓。本方侧
重于利水及减轻尿蛋白。

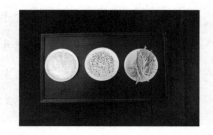

用法： 将黄芪用纱布包好，加入大米、
薏苡仁煮成稀粥，每日食用。

血热阴伤证——三草汤

食材： 鲜白茅根、鲜大蓟、鲜荠菜各90g（如为干品可各用30g）。

功效： 白茅根凉血止血，有益于缓解血尿；大蓟凉血止血、祛瘀消肿；
荠菜清热利湿、凉血止血。本方有清热、止血、利水作用，适用
于血尿为主的慢性肾小球肾炎患者。

用法： 将鲜白茅根、鲜大蓟、鲜荠菜煎煮30分钟，随意饮用，代茶饮。

血热阴伤证——石韦汤

食材： 小叶石韦、冬瓜皮、车前草各
15g。

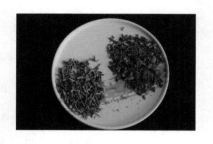

功效： 小叶石韦清热凉血、利水通淋、
降泄燥湿；冬瓜皮利尿除湿、健
脾；车前草利尿消肿、清热解
毒。本方有消除尿蛋白及利水消肿的作用。

用法： 小叶石韦、冬瓜皮、车前草水煎30分钟，随意饮用，代茶饮。

第三节　肾病综合征的食疗方

肾病综合征是临床上一种反复发作、有多种肾脏病理损害、病程较长的疾病，其诊断标准是：①尿蛋白大于3.5g/d；②血浆白蛋白低于30g/L；③水肿；④血脂升高。其中①②两项为诊断所必需。中医认为肾病综合征本质是本虚标实和虚实交杂，以风邪袭表、水湿、瘀血为标，脾肾亏虚为本，进而脏腑功能障碍，导致本病发生。风邪袭于肺表，肺失宣降，治节不利，影响机体水液正常代谢。辨证较复杂，可分为脾虚湿盛证、肺肾阴虚证、气阴两虚证、湿瘀互阻证、脾肾气虚证。该病病程较长，在治疗的同时，注意根据类型辨证食疗，对促进病体康复大有裨益。

推荐食材及忌口：

1. 选用消水利尿的食物：谷物如小米、燕麦、玉米面、玉米渣、高粱米，水果如西瓜、甜瓜、葡萄、柑橘、猕猴桃、草莓、菠萝、桃子等。

2. 忌用辛辣及刺激性强的食物，如辣椒、胡椒、咖喱、酒等。

推荐食疗方：

脾虚湿盛证——鲫鱼车前子汤

食材：鲫鱼一条，砂仁8g，陈皮6g，车
前子9g，生姜适量。

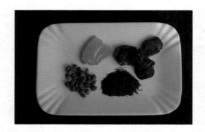

功效：鲫鱼益气健脾、利水消肿；砂仁
温脾开胃、止呕止泻；陈皮理气
健脾，燥湿化痰；车前子利水清
热，明目祛痰。本方适合脾虚湿盛证的肾病综合征患者（表现为
面色苍白、精神倦怠、全身浮肿、恶心呕吐、少尿等）。

用法：将砂仁、陈皮、车前子纳入去掉内脏鱼的腹腔，加生姜同煮。肉
熟后，弃药食肉喝汤即可。

肺肾阴虚证——黄精山药饮

食材：黄精30g，北沙参40g，核桃仁
50g，山药60g，白砂糖(或冰
糖)40g。

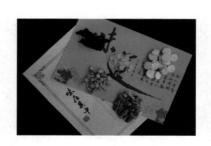

功效：黄精、北沙参润肺养阴、补益脾
胃；核桃仁、山药润肺补肾，
培补肾阴、肾气；冰糖矫味并能清热润燥。本方适用于肾病综合
征肺肾阴虚证，表现为面色发红，眩晕耳鸣，周身浮肿，心烦失
眠，潮热盗汗，口苦咽干，舌红少苔，脉弦细数者。

用法：方中食材共煎，分两次饮服。

气阴两虚证——黄芪生地粥

食材：赤小豆60g，粳米100g，北沙参
　　　20g，黄芪30g，生地15g。

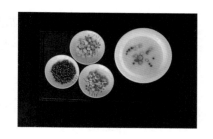

功效：黄芪补肺益气、升阳固表利水；
　　　生地滋阴凉血；北沙参润肺养
　　　阴；赤小豆清热利水；粳米益
　　　气。本方适用于头面及四肢水肿，时肿时消，纳食不香，倦怠乏
　　　力，少气微言，头晕耳鸣，失眠多梦，潮热盗汗，舌红，苔少或
　　　白，脉细无力或数者。

用法：先将后三味煎煮20分钟，去渣，再加入前两味同煮，以粥稠为
　　　度，温热服食，早晚各服一次。

湿瘀互阻证——赤小豆山楂粥

食材：赤小豆30g，山楂15g，粳米
　　　100g。

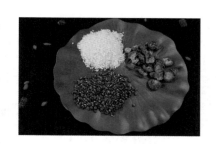

功效：赤小豆清热利湿、利尿；山楂活
　　　血化瘀、健脾开胃。本方活血利
　　　湿，适用于面色紫暗、身有固定
　　　痛处者。

用法：赤小豆浸泡半日，与山楂、粳米同煮食。

脾肾气虚证——黄芪芡实粥

食材：黄芪60g，芡实30g，小米100g。

功效：黄芪补肺益气、升阳固表利水；芡实益气固涩、补肾止遗；小米

补气健脾。本方补益脾肾，益气
化湿，用于全身水肿、四肢乏
力、气少懒言、小便频繁、夜尿
甚者。

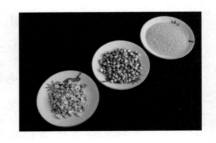

用法：将黄芪、芡实煎煮后去渣，把药
汁和粳米放入锅内，加清水适量，煮至米烂成粥。

第四节　高血压肾病的食疗方

高血压是肾功能恶化的原因之一，肾病患者如果高血压没得到控制，会
导致肾小球高滤过，加重蛋白尿，还会影响肾循环造成肾小球缺血。因此，
肾病患者绝对不能忽视高血压。中医学尚无高血压病名，依其临床特点，高
血压病属于中医"眩晕""头痛"等病证范畴，表现为气血运行逆乱，络脉
瘀滞，涉及痰湿互结证、肝阳上亢证、湿瘀互阻证等证型。

推荐食材及忌口：

1. 用有益降压的食材：粗粮（小米、燕麦、荞麦、绿豆、薯类
等）、牛奶、豆制品、鱼类、瘦肉、蔬菜（蒜苗、豆芽、茄子、番
茄、丝瓜等）、水果（橘子、猕猴桃、山楂、柚子）等。

2. 忌重口、油腻：不吃咸菜、腌菜，不吃香肠、酱牛肉、午餐

肉等熟食、罐头食品及重油重盐的方便快餐，不吃甜点（酥饼、炸糕、饼干、蛋糕等）。烹饪少油、少盐。

3. 忌用辛辣及刺激性强的食物，如辣椒、胡椒、咖喱、酒等。

推荐食疗方：

痰湿互结——紫菜降压汤

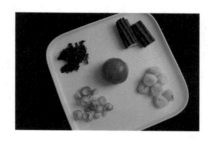

食材：紫菜适量，丝瓜300g，番茄1个，马蹄（荸荠）3个，洋葱适量。

功效：紫菜可化痰软坚、清热利水、补肾养心；马蹄（荸荠）清心泻火、润肺凉肝、利尿明目；番茄、丝瓜可降压降脂；洋葱祛痰利尿。本方滋水涵木，平肝潜阳，适用于肝阳上亢型的高血压肾病（表现为眩晕耳鸣，头晕胀痛，遇劳或恼怒时加重）。

用法：丝瓜、番茄、马蹄切块，洋葱切丝。食材放入锅中，加适量清水，大火煮开以后，小火炖半小时，调味之后即可食用。

痰湿互结——茯苓绿豆粥

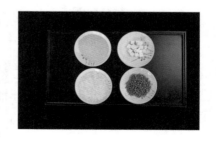

食材：茯苓粉20g，绿豆10g，大米60g，小米20g。

功效：茯苓利水渗湿、健脾宁心；绿豆清凉解毒、利尿明目；小米健脾和胃、补益虚损、和中益肾、除热解毒。本方适用于高血压肾病。

用法：绿豆、大米、小米加适量水入锅，熬煮成粥，拌入茯苓粉即可
食用。

肝阳上亢——葛根菊花粥

食材：葛根粉、菊花适量，大米100g。

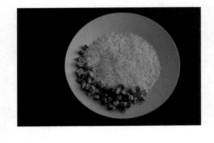

功效：葛根生津止渴、降压、保护血
管；菊花疏散风热、平抑肝阳、
清肝明目、清热解毒。本方适合
肝火亢盛的高血压肾病（表现为
眩晕头胀，面红目赤，口苦口干，烦躁不安，便秘等）。

用法：葛根粉、菊花、大米加适量水入锅，熬煮成粥，即可食用。

肝阳上亢——天麻萝卜排骨汤

食材：白萝卜片300g，排骨500g，天麻
8片，老姜4片。

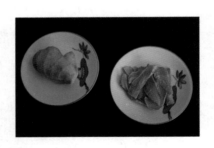

功效：白萝卜清热生津、凉血止血；天
麻息风止痉，平肝潜阳，祛风通
络。本方适用于高血压肾病，可
降压通络，清热生津。

用法：排骨、姜片用冷水煮到沸腾后捞出，排骨备用。另起锅加清水，
烧开后加入姜片、排骨、天麻，大火开后改成小火至排骨软烂
时，加入萝卜片大火煮2分钟，最后适量调味，即可食用。

湿瘀互阻证——玉米须路路通汤

食材： 玉米须150g，路路通15g。

功效： 玉米须清热利湿、利尿通淋；路路通活血化瘀、通络止痛。本方适用于四肢水肿，头晕目眩，肾区叩痛者。

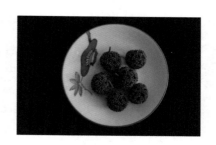

用法： 玉米须与路路通洗净煎汤，代茶饮。

第五节 糖尿病肾病的食疗方

糖尿病属中医"消渴病"范畴。糖尿病肾病则为消渴病继发的尿浊、水肿、关格等病证，乃消渴病治不得法，日久伤阴耗气致气阴两虚，使肾体受损。《金匮要略》中描述"血不利则为水，血行则水行"，说明血瘀可能导致水肿。因此，糖尿病肾病的食疗应针对活血化瘀、补虚益气，主要涉及脾肾气虚证、湿瘀互结证、肺肾阴虚证、气阴两虚证。

推荐食材及忌口：

1. 选用降糖的食材：粗粮（小米、燕麦、荞麦、绿豆、薯类等）、牛奶、豆制品、鱼类、瘦肉、蔬菜（蒜苗、豆芽、茄子、丝瓜等）等。

2. 选用低磷食物：藕粉、粉条、白菜、卷心菜、蛋清、芹菜、菠菜、番茄、瓜类、甘蔗等。

3. 如果伴有高钾血症应少吃含钾高食物，如油菜、菠菜、韭菜、番茄、海带、香蕉、桃子等。

4. 忌重口、油腻：不吃咸菜、腌菜，不吃香肠、酱牛肉、午餐肉等熟食、罐头食品及重油重盐的方便快餐，不吃甜点（酥饼、炸糕、饼干、蛋糕等）。烹饪少油、少盐。

5. 忌用辛辣及刺激性强的食物，如辣椒、胡椒、咖喱、酒等。

推荐食疗方：

脾肾气虚证——黄芪芡实白果汤

食材：黄芪10g，芡实30g，白果10个。

功效：黄芪补气、利尿消肿、排脓；芡实益肾固精、补脾止泻；白果护血管。本方可用于缓解小便淋浊、尿中大量蛋白排出者。

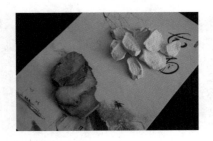

用法：将白果去壳，与黄芪、芡实共入锅中加水适量，熬煮成汤，即可食用。

湿瘀互结证——土茯苓山药猪骨汤

食材：猪脊骨500g，土茯苓30g，山药30g。

功效：土茯苓解毒、镇痛、活血、利尿燥湿，性质温和不伤正气；山药

176

固肾补气，健脾除湿。

用法：将猪脊骨加适量水熬煮，去浮油，加入土茯苓、山药，再煮熟即
可食用。

湿瘀互结证——山楂桃仁汤

食材：生山楂10g，桃仁5g。

功效：生山楂开胃健脾、活血化瘀；桃仁润肺、破血逐瘀。本方可用于
缓解小便淋浊、肾区叩痛、饮食不进者。

用法：生山楂、桃仁共入锅中加水适量，熬煮成汤，即可食用。

肺肾阴虚证——枸杞天冬鸡蛋汤

食材：枸杞子30g，大枣10枚，天冬
20g，鸡蛋2个。

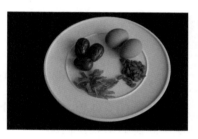

功效：枸杞子性质平和，滋补肾精、滋
阴润肺；天冬润肺养阴、滋补肺
肾；大枣健脾和胃，用于肾病综
合征口干欲饮、神疲乏力、饮食少进者。

用法：加水适量同煮，蛋熟后，吃蛋喝汤，每天1次，连服数天。

气阴两虚证——玉竹瘦肉汤

食材：瘦猪肉250g，玉竹15g，生山药50g，粳米50g，北沙参15g，太子
参20g。

功效：玉竹甘平柔润、润肺养阴；北沙参生津止渴、润肺益胃；太子
参、粳米健脾益气；山药益气、润肺、健脾。适用于头面及四肢

水肿，纳食不香，倦怠乏力，少
气微言，头晕耳鸣，失眠多梦，
苔白，脉细无力或数者。

用法：将沙参、太子参、玉竹布包与肉
同煮，同时入山药。肉熟后去
渣，调味食之，每天1~2次。

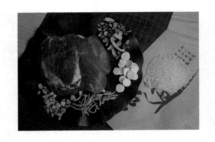

第六节　痛风性肾病的食疗方

痛风性肾病是由于血液中尿酸盐浓度过高，尿酸盐结晶沉积在肾脏中，引起肾脏病变，在中医理论中属于"痹症""厉节病"的范畴。患者因感受湿邪或饮食膏粱厚味，导致经络滞留湿热，久病后导致气血失养、肝肾不足。痛风性肾病的食疗要点侧重于痛风，应通过饮食促进尿酸的排泄，防止对肾脏的进一步影响，主要针对湿热内蕴证。

推荐食材及忌口：

1. 选清热利湿的食物：浅色叶菜类（大白菜、圆白菜）、鸡蛋、奶类（牛奶等）、根茎类蔬菜（白萝卜、胡萝卜、土豆等）、瓜茄类蔬菜（冬瓜、丝瓜、茄子、黄瓜、番茄等）、水果（西瓜、梨子、枇杷、苹果、山楂等）、谷物（大米、小麦、薏苡仁、燕麦等）。

2. 经常饮水，促进排泄：可选用各种清淡利尿的饮料，如白开水、淡茶（非茶饮料）、淡柠檬水（无糖）、清淡菜汤、谷物粥类。

3. 忌肥甘厚味：通常是一些高嘌呤食物，如动物内脏、海产（虾、蟹、鱼子等）、浓肉汤。病情较急时，畜肉（猪牛羊）、水产类（鲈鱼、鲫鱼）、干豆类（大豆、绿豆等）、蘑菇、芦笋等也不建议食用。不建议喝甜饮料、果汁。

4. 忌用辛辣及刺激性强的食物，如辣椒、胡椒、咖喱、酒等。

推荐食疗方：

湿热内蕴证——灯芯草竹叶汤

食材：灯芯草7g，淡竹叶8g，带芯莲子适量（微苦），小枣7g。

功效：灯芯草具有清新降火、利尿通淋的功效；淡竹叶清心利尿，合用莲子和小枣，可清心降火、清热祛湿。

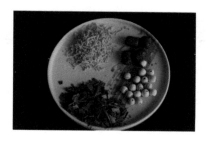

用法：将上述食材洗净，小枣去核，加入清水750ml，大火煮沸后小火煮1小时，温热时即可饮用。

湿热内蕴证——薏苡仁冬瓜粥

食材：薏苡仁50g，冬瓜100g，大米
　　　50g。

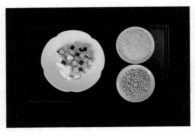

功效：冬瓜润肺生津、化痰止咳；薏苡
　　　仁有健脾祛湿、舒筋除痹、清热
　　　排脓等功效。本方适用于痛风性
　　　肾病，可清热利湿、通气通淋、健脾补肺。

用法：冬瓜切块，薏苡仁用清水泡1小时备用，加米、水煮成稀粥即可。

湿热内蕴证——柠檬薄荷饮

食材：鲜薄荷叶20g（干品5g），柠檬
　　　片2片。

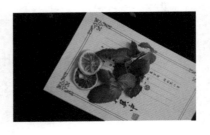

功效：薄荷辛香走散，对风火郁热等
　　　都有缓解效果；柠檬对降尿酸
　　　有益。

用法：将薄荷叶洗净，与柠檬片一起放入杯中，冲入沸水，焖泡后
　　　饮用。

湿热内蕴证——丝瓜绿茶汤

食材：丝瓜150g，绿茶（可用茶包）5g。

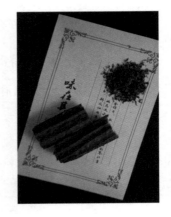

功效：丝瓜清热解毒、活血通络、利尿消
　　　肿；绿茶可利尿、清热解毒。本方
　　　适用于痛风性肾病患者，有助于尿
　　　酸排泄。

用法：丝瓜去皮切片，锅中放入适量水，先放入丝瓜、葱及适当调味料，待丝瓜煮软后，放入绿茶浸泡入味即可。

湿热内蕴证——二根汤

食材：芦根、白茅根各15g。

功效：芦根清热生津、养胃利尿；白茅根清热利湿、止血消肿。本方适用于痛风性肾病见肢体浮肿、少尿者，有助于尿酸排泄。

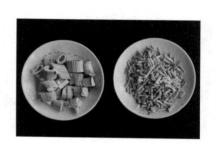

用法：两种食材一起入沸水，焖泡后代茶饮。

第七节　小儿肾病综合征的食疗方

小儿肾病综合征为儿童常见病，属于中医"水肿"范畴，发病主要内因是肺脾肾三脏功能的亏虚，外邪是本病复发常见的诱发因素。中医认为"药食同源"，膳食疗法是中医治疗的重要组成部分，对于小儿尤为适宜。食疗所针对的主要为湿热互结证、脾湿内蕴证、气虚血瘀证。

推荐食材及忌口：

1. 选用消水利尿的食物：谷物如小米、燕麦、玉米面、玉米渣、高粱米，水果如葡萄、柑橘、猕猴桃、草莓、菠萝、桃子等。

2. 小儿为"稚阴稚阳"，忌用辛辣及刺激性强的食物，如辣椒、胡椒、咖喱、酒等；也忌过食寒凉，如梨、西瓜、甜瓜、鱼虾等。不宜过食盐、酱及腌制食品。

推荐食疗方：

湿热互结证——黑鱼冬瓜汤

食材：黑鱼1条，冬瓜500g。

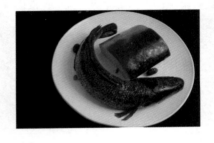

功效：黑鱼补脾益胃、利水消肿；冬瓜清热解暑、护肾利尿。该用法补肾、利水消肿，适用于小儿肾病患者。

用法：黑鱼去内脏后洗净与冬瓜煮汤，不加盐，食鱼喝汤，分次喝完为止，可连续食用或隔日1次，直至水肿消退。

湿热互结证——赤小豆鲤鱼汤

食材：鲤鱼1条，赤小豆50g。

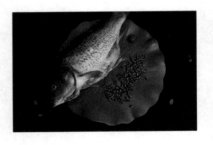

功效：赤小豆性味甘、酸、平，入心、小肠经，清热利水，散血消肿，主治水肿，腹部胀满，脚气浮肿，小便不利，为利下身水湿之良药；鲤鱼含蛋白质、脂肪、碳水化合物、钙、磷、铁、烟酸等。赤小豆鲤鱼汤有健脾益肾、利尿消肿的功用。

用法：赤小豆、鲤鱼洗净，同放瓷罐内，加水500毫升，武火隔水炖烂。

脾湿内蕴证——砂仁蒸鲫鱼

食材：鲫鱼1条，砂仁6g。

功效：鲫鱼益气健脾、利水消肿；砂仁
温脾开胃、止呕止泻。

用法：将砂仁纳入去内脏的鲫鱼鱼腹，用
线缚好，清炖煮烂后吃鱼喝汤。

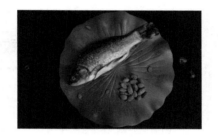

气虚血瘀证——母鸡煮黄花菜

食材：母鸡1只，黄花菜120g。

功效：母鸡补气补血、补益强身；黄花
菜散瘀消肿、祛风止痛。

用法：将母鸡、黄花菜加清水共炖，炖
烂后喝汤吃肉即可。

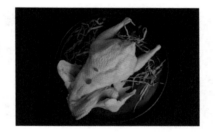

气虚血瘀证——芪归饮

食材：黄芪10g，当归5g。

功效：黄芪补气升阳、固表利水；当归
补血活血、化瘀通络。本方适用
于小儿肾病体力差、发育迟缓及
稳定期患者。

用法：共煎，分两次饮服。

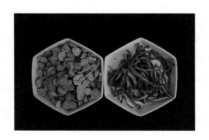

第八节　过敏性紫癜性肾炎的食疗方

过敏性紫癜是一种免疫介导的全身性血管炎性疾病，当合并肾脏受累时，称之为过敏性紫癜性肾炎，以皮肤紫癜、血尿、蛋白尿为主要临床表现，该病多见于儿童及青少年。根据其临床表现该病属于中医之"紫斑""葡萄疫""尿血""血症""紫癜风""水肿"等范畴，以血分炽热证居多。对于过敏性紫癜性肾炎的食疗方向，则主要针对凉血清血、祛瘀消肿。

推荐食材及忌口：

1. 过敏性紫癜性肾炎饮食应精加工，宜选择清淡、富有营养且易消化吸收的食物。与此同时，还应根据过敏性紫癜性肾炎的不同类型选用不同的食物，如热毒入血、阴虚火旺的过敏性紫癜性肾炎患者，应选用性偏寒凉的食物，如鲜藕、荸荠、荠菜、梨、莲子、木耳、荷叶、小蓟等；气虚不摄者，宜选用健脾益肾、养血补虚之品，如精肉、脱脂奶粉、红枣、莲子等。

2. 禁食可能引起过敏的食物，如牛奶、鱼、虾、蟹、羊肉等。

3. 忌烟酒和辛辣刺激性食物，以免诱发或加重消化道出血。对伴有高血压或水肿的过敏性紫癜性肾炎患者，应限制盐的摄入量。

4. 尽量少用粗食或粗纤维多的食物，如芹菜、油菜、笋、菠萝等，以避免损伤胃肠黏膜，诱发或加重胃肠道出血。

5. 避免食用烧烤之物，未煮熟的牛肉、羊肉、猪肉等。忌饮食不节，每餐忌过饱、肥腻，以免增加胃肠负担，诱发或加重胃肠道出血。

推荐食疗方：

血分炽热证——大枣银花汤

食材：大红枣6枚，金银花20g，牡丹皮12g。

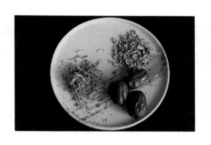

功效：大枣补中益气、养血安神、补气生血、抗过敏；金银花清热解毒、疏散风热；牡丹皮清热凉血、镇痛、活血化瘀。本方有健脾、清热、凉血及缓解过敏的作用，适用于过敏性紫癜性肾炎的患者。

用法：红枣、金银花、牡丹皮加水煎煮30分钟，代茶饮。

血分炽热证——二蓟饮

食材：大蓟30g，小蓟30g，生甘草4g。

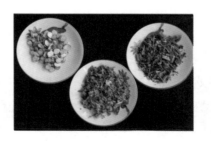

功效：大蓟凉血止血、祛瘀消肿；小蓟凉血止血、去火、祛瘀消肿；生甘草补脾益气、清热解毒。本方有清热凉血、化斑止血的作用，适用于过敏性紫癜性肾炎以血尿为主的患者。

用法：大蓟、小蓟、生甘草加水煎煮30分钟，代茶饮即可。

血分炽热证——茅根益母汤

食材：白茅根30g，生益母草30g。

功效：白茅根清热凉血、止血；益母草
活血化瘀。本方主要功效为凉血
止血及化瘀、抗过敏，适用于过
敏性紫癜性肾炎患者。

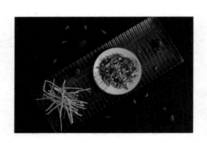

用法：把生茅根、益母草加水煎煮半小时，随意饮用。

血分炽热证——莲藕粥

食材：莲子30g，莲叶20g，鲜藕300g，
大米300g。

功效：莲子补脾止泻、清热降火；莲叶
清热清阳、凉血止血；莲藕清热
生津、凉血止血、补益脾胃。本

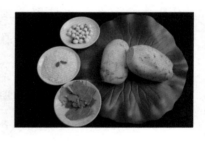

方清热、凉血止血，适用于过敏性紫癜性肾炎以血尿为主的患者。

用法：鲜藕切成小块，莲叶撕碎，清洗莲子，加入适量水和大米，煮成
稀粥，即可食用。

血分炽热证——丹地饮

食材：丹皮9g，生地黄9g。

功效：丹皮清热凉血、活血化瘀；生地
黄清热凉血、补益肝肾。本方清

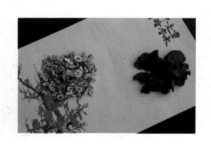

热、凉血止血，适用于紫癜明显及尿血者。

用法：将丹皮、地黄浸泡2小时后煎煮20分钟成汁，代茶饮。

第九节　肾功能衰竭的食疗方

慢性肾功能衰竭又叫慢性肾功能不全，是多种慢性肾病肾实质损害导致肾功能减退直至衰竭而出现的一种临床综合征。早期多表现为精神疲乏，头晕、头痛，恶心呕吐，牙龈出血，皮肤瘙痒，夜尿增多，水肿，贫血，心律失常，心力衰竭。实验室检查显示血清尿素氮、肌酐升高、尿比重低且固定，晚期呼气有氨味，无尿。代谢性酸中毒等尿毒症的危急症，死亡率极高，需中西医结合救治。根据本病的临床表现，可分为浊毒内蕴证、瘀血阻滞证、脾气亏虚证、湿热内蕴证、肾阴亏虚证等证型，应分别给予不同的食疗方法。

推荐食材及忌口：

1. 坚持优质低蛋白饮食，低磷、低盐。高碳水化合物饮食具有高热量，尽量选择蛋白质含量低的淀粉类食物，如小麦淀粉、玉米淀粉、芋头、南瓜等，这些食物易消化，无刺激性。维生素丰富的饮食也是极为必要的，推荐患者食用新鲜蔬菜、水果，如番茄、胡萝卜、西瓜等。

2. 慎食高钾食品：高钾可抑制心跳，严重者可导致心跳骤停，钾主要由食物摄取，由肾脏从尿中排泄，肾功能减退，排泄减少，就会造成血钾升高，所以高钾食物宜忌食，如香蕉、橘子、味精、酱油、土豆、榨菜、菌菇类、木耳、紫菜、枣、莲子、杏仁、火腿、干贝、虾米等。

4. 忌高嘌呤食品，如动物内脏、海鲜、菠菜、菌菇类等。啤酒亦忌，其可减少尿酸的排泄。

5. 忌食辛辣刺激性食品，如辣椒、胡椒、花椒、咖喱、蒜苗等易"上火"之品，五香粉、大料、香椿、香菜等"发物"。这些食品易造成血压升高，引发咽喉炎症，还可引起过敏。

推荐食疗方：

浊毒内蕴证——姜榔紫苏粥

食材：生姜15g，槟榔30g，紫苏叶
　　　15g，粳米50g。

功效：生姜、紫苏叶化湿浊，止呕逆；
　　　槟榔泻湿浊，通中焦，排毒物，
　　　促使血中尿毒素排出；配粳米养

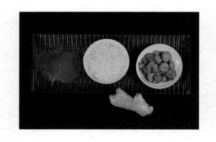

胃和中，保护胃气。本粥有化浊排毒、降逆止呕的功效，适用于慢性肾功能衰竭，因血中尿毒素升高，刺激胃肠功能紊乱，出现恶心呕吐、腹泻腹胀等消化道症状，证属浊毒内蕴者。

用法：把生姜洗后拍破，槟榔切成薄片，紫苏叶洗净切细，先水煎槟
　　　榔、生姜，煮沸后再小火煎20分钟，去渣，取药汁，再将药汁与

糯米煮粥，待粥将熟时下紫苏叶，直至粥熟即成。此粥一天分多次吃完，连吃一周左右。

瘀血阻滞证——益母红糖汤

食材：益母草100g，红糖30g。

功效：益母草有明显的利尿、扩张血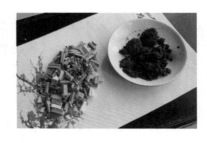
管、降血压的作用。本方有活血
排毒的作用，适用于慢性肾功能
衰竭者。

用法：将益母草（干品）洗净，切细，放入砂锅加水500ml，先大火煮
沸，再小火煎30分钟，取煎液，去渣，加红糖溶化搅匀即成。空
腹每日上、下午各服1次。

脾气亏虚证——山药淀粉糊

食材：淮山药60g，小麦淀粉60g，冰糖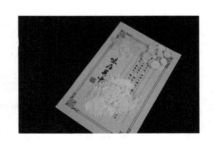
10g。

功效：山药健脾益肾，补气止泻；冰糖
益气润燥。本方有补充营养、增
加热量、防止人体组织蛋白分解
的作用，适用于慢性肾衰的氮质血症患者。

用法：将山药研成粉末与小麦淀粉混匀，用凉开水调成稀糊状，将冰糖
放入锅中，加水煮沸溶化，再将山药小麦淀粉糊慢慢倒入，边倒
边搅拌成糊糊即可。代主食，每日吃2次。

湿热内蕴证——赤豆鲤鱼汤

食材： 活鲤鱼1尾，赤小豆100g，生姜
15g，葱白10g。

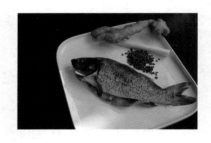

功效： 鲤鱼性温，入脾、肾两经。鲤鱼
既能补脾气，与生姜、葱白配合
又能温肾阳，温化膀胱，促使湿

热小便排出；配赤小豆清热利湿，强化利尿消肿的作用。鲤鱼肉
含优质动物蛋白质，人体便于吸收利用，所以对低蛋白血症所引
起的水肿，本方非常适宜。

用法： 将鲤鱼剖去内脏，刮去鳞，去鳃，洗净备用。将赤小豆淘洗净，
生姜带皮拍破，葱白切段，将以上食物一起下锅，加水2000毫
升，大火煮沸，除去浮沫，再煮至豆烂鱼熟即成。一日分2次食
用，每次吃鱼肉100g，饮汤150ml。

肾阴亏虚证——冰糖甲鱼

食材： 活甲鱼1只(约500g)，冰糖50g。

用法： 将甲鱼宰杀后，去内脏、脚爪，
洗净放入盆中，加水300毫升，
放入冰糖，上笼蒸熟即成。吃
时去掉外壳，每次吃肉50g，饮
汤，分多次吃完。

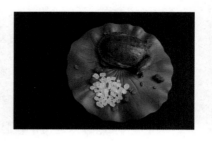

功效： 甲鱼是滋补肾阴的佳品，又富含优质蛋白质和微量元素锌，对慢
性肾衰长期蛋白尿、尿比重低而又水肿者适宜。甲鱼加冰糖有滋
养肾阴的功效，甲壳富含钙质，善于潜降亢阳，所以能治肾阴虚

阳亢的高血压，还能平息肾阴虚肝风内动引起的抽搐。本方有滋阴潜阳的功效，适宜于慢性肾衰肾阴虚水肿兼有血尿、蛋白尿、高血压者。

以上食疗方可根据功效选用，症状兼有时，可以同时使用。还可以根据推荐的功效食材进行替换，保证食物的多样性。此外，采用中医食疗还有三个非常重要的原则需要遵循：根据患者的体质选食；根据患者的病情选食；因时因地，灵活选食。

中医食疗博大精深，我国食疗学已逐渐与现代营养学相结合，成为一门新兴的医疗保健科学。对于肾脏病患者而言，在生活中调整一下自己的饮食结构是非常便捷的，如果能将中医食疗与规律用药、生活方式的调整以及心理调节结合起来，一定会极大改善肾病患者的治疗效果。

第十节　肾病患者禁用的中药材

华夏五千年，无论治病还是保健，老百姓都喜欢将中药作为不二之选，但随着中药的广泛使用，逐渐出现了各种不良反应，表现在呼吸系统、消化系统、泌尿系统、血液系统等。从20世纪90年代后，服用中药后出现肾损害反应的病例屡见不鲜，这引起了人们对中药合理用药的高度重视。目前发现的导致肾损害的中药材的主要化学成分为有机酸、生物碱类、萜类与内酯类、毒蛋白、矿物质类等成分，此外尚有黄酮苷和皂苷类，其作用机理尚不明确，这些成分有些是药理有效成分，有些则是毒性成分，是无效的。近年报道的产生肾毒性的中草药有120余种，包括矿物药、动物药、植物药，很多为临床常用药。

以下为易致肾毒性的中药材名单。

第一类：植物类。

益母草、茺蔚子、雷公藤、鱼腥草、细辛、草乌、川乌、秋水仙、马钱子、厚朴、青木香、天仙藤、寻骨风、关木通、广防己、汉防己、马兜铃、朱砂莲、泽泻、使君子、苍耳子、苦楝皮、天花粉、牵牛子、金樱根、土贝母、土荆芥、土牛膝、土三七、贯众、巴豆、鸦胆子、白头翁、芦荟、马桑果、罂粟壳、白花丹、松节、桂皮、北豆根、棉花籽等。

其中，益母草含益母草碱、水苏碱等多种生物碱，若长期服用单味大剂量益母草，有可能引起肾小管、肾间质的损害。益母草的种子——茺蔚子，含益母草素，用量过大可麻痹中枢神经系统，其中毒的临床表现与益母草的毒性作用一致。雷公藤又名黄藤、断肠草，属于卫茅科本植物，主要药用部分是根，含有生物碱类、二萜类、三萜类、倍半萜类等化合物，但是具有肾毒性，可引起肾小管变性、坏死、中毒性肾病、间质性肾炎、肾乳头坏死、急性肾衰竭。

大部分具有肾毒性的中药，属于马兜铃科马兜铃属植物，含有马兜铃酸、马兜铃酮、马兜铃碱等成分（也有个别非马兜铃科马兜铃属的植物药材中含有极少量马兜铃酸类成分）。这类中药包括关木通、广防己、汉防己、马兜铃、细辛、天仙藤、鱼腥草、寻骨风、朱砂莲等。短期大剂量服用或长期小剂量服用上述中药可引起马兜铃酸肾病，病理表现为寡细胞性肾间质纤维化，无法治愈。

第二类：动物类。

斑蝥、鱼胆、蜈蚣、毒蛇等。

其中，斑蝥含有斑蝥素及其衍生物等化学成分，鱼胆中含有胆汁毒素，蜈蚣和毒蛇含有毒蛋白。这些药材口服中毒后发病迅速，吸收后主要经肾脏排出，刺激泌尿系统，引起肾炎、膀胱炎，表现为尿频、尿道烧灼感，排尿困难，尿内可有红细胞甚至可出现肉眼血尿、尿少、尿闭、肾小球变性、肾小管出血，严重者引起肾衰竭。

第三类：矿物类。

砷类（砒霜、红砒、雄黄）、汞类（朱砂、升汞、轻粉）、铅类（铅丹）等。这类药物一般低剂量即可中毒，肾毒性剧烈，是传统意义上的"毒药"。

此外，药物之间的相互作用也可能导致肾损伤，如山茱萸、五味子与磺胺类药物合用时可致后者溶解度降低、析晶而造成肾损害；大黄与复方甘草合剂联用可能会损伤肾小管上皮细胞；注射用双黄连与葡萄糖联用可产生不溶性微粒，在代谢中造成肾损伤。

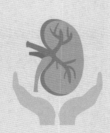

第八篇

"肾强力壮"

如何让肾病患者们从运动中获益

"生命在于运动。"我们都知道运动的好处非常多，可以促进血液循环，增强体质，加快新陈代谢。人体的器官和肌肉总是越使用才会越发达，越使用才会越有活力。然而，如运动不当或运动过量则会在一定程度上损伤我们身体的功能。事实上，运动是有方法的，运动类型、强度、时间、频率的不同会产生不同的运动效果。对于肾脏病患者更是如此，他们被疾病的打击、临床的治疗、体质的变差等多重因素困扰着，在如此复杂的情形下，应该如何科学地安排运动，才能让他们从中获益并促进疾病的康复呢？

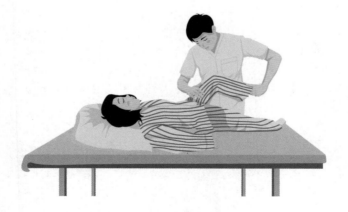

第一节　康复治疗知多少

相信每个人都听过"康复治疗"这个名词。其实，康复治疗是一个涵义深广的概念。

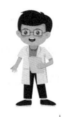

康复治疗

☐ 物理疗法

　物理因子疗法：烤电、水疗、磁疗等

　运动疗法：康复医师进行的功能训练

☐ 作业疗法

　以日常生活中活动和技巧的训练等作为主要治疗手段

康复治疗可以分为两个类型，一类是物理疗法，即可以通过应用一些物理因素比如电、磁、光、水，运动以及自然环境中的温矿泉、空气、阳光等作用于人体，达到防治疾病的目的。有些患者常常运用烤电、水疗、泡温泉、有氧运动等方式进行康复，可以缓解肌肉疲劳等问题，就属于物理疗法。另外一种康复治疗手段是作业疗法，以日常生活中活动和技巧的训练等为主要治疗手段，取得健康有意义的生活方式和生活能力。这种方法适用于慢性疾病中需要改善认知功能，改善心理情绪状态以及进行职业社会适应等情况下的治疗手段。

1. 康复治疗对肾病有意义吗

患肾病后，应用一些物理疗法可以帮助患者增进食欲，促进肢体力量恢复，具有重要的实用价值。运动疗法也被证实能显著改善慢性肾病患者的临床症状，提高机体功能，提高老年透析患者的生活质量。同时，透析中如果采用运动疗法进行康复，还可以降低血压、血糖，改善糖代谢和患者生活质量。所以，运动疗法作为物理疗法的一种，是一种安全可靠、值得推广和使用的有效方法。

具体来讲，在慢性肾病中，运动康复作用体现在可以通过有氧运动来改善患者的体力、耐力，通过日常的活动训练，来提高对家庭生活的参与能力。有研究表明，对慢性肾病患者实施物理治疗干预，能够减少下肢疼痛及肌肉痉挛，增加关节活动度，提高运动能力、平衡感等。其中的手法治疗也证实，可以显著减少机体功能障碍和疼痛，如腰痛；对慢性肾病患者治疗，能够减少手臂上肢及肩关节的疼痛痉挛、僵硬，提高躯干及上肢的力量及灵敏度，同时能够大大改善患者的焦虑和抑郁状态。

在广大的肾病患者中，心理问题是很普遍的一个问题。有研究表明，慢性肾脏病人群焦虑和抑郁的患病率是随着肾功能的下降而逐渐增加的。因此，对于肾病患者们的关心不能只停留在他们的活动能力上，还要关心他们心理和精神上的问题，这一问题通过康复治疗可以解决一部分。

2. 肾病康复治疗的现状

目前在我国，肾病的康复治疗面临很多挑战，比如部分医护人员对一些专科疾病的康复治疗带来的益处认识不足，医保经费支付不足等。当下在全球范围内，康复治疗在慢性肾脏病中的应用也不够普遍，与其他疾病相比，研究数据也相对较少。但是，康复治疗作为一个很重要的治疗手段，是肾病患者们非常需要的综合治疗的一部分。

因此，对于广大的肾病患者，无论是透析还是非透析，由于时间紧迫、经济困难、精力不足等原因常常不能主动进行康复训练，最好的办法就是自己通过学习，懂运动，懂康复，了解自己身体的状况，并根据自己的情况进行合理安排，从低强度开始，循序渐进，逐步达到预期的治疗效果。

第二节 科学运动是良方

肾病患者在特殊的身体条件下，急需合理的运动处方来促进他们的健康。如果运动是一粒药丸，那么每位患者都应该服用这种药丸，而每一位肾病患者更应该像用药一样科学、严谨地来实施运动计划。

1. 肾病患者的运动现状

谈起运动，一般都会让肾病患者们敬而远之，曾经熟悉的运动场、公园，也在心中变成了过往。未患病前，年轻的肾病患者曾带着满满的能量，飞奔在球场和跑道上，一旦被扣上"肾病"的帽子，就会情绪低落、内心烦躁，不想出门，更恐惧运动，担心运动会加重病情。大部分人不了解运动，害怕运动会加重病情，甚至连基本的日常生活都要让家人来帮忙。

其实，关于运动对肾病的影响，是医生和肾病患者们共同关注的一个问题。

在肾病的急性期，患者都需要休息，避免过劳，任何尝试采用运动治疗来改善症状的方案都可能会给患者带来不可预知的风险。在此阶段禁忌运动，是因为肾功能负担运动负荷的能力有限，需要减少不必要的损伤。

在肾病的慢性期，随着病情的进展和身体活动的减少，许多肾病患者合并贫血（头晕甚至脸色苍白等）、炎症状态、肌肉萎缩和肌肉功能下降等问题，导致体能和运动能力减退，使日常生活能力和生活质量下降。这时，患者需要在康复医师的指导下，制定属于自己的运动方案，开启运动康复之旅。

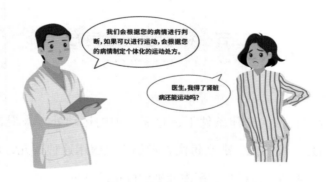

2. 运动处方

有句话说得好："适合自己的才是最好的。"不同的人，不同的身体状态，运动方式、强度等都不同。想知道自己适合什么样的运动，就必须应用科学的理论知识、科学的评估手段并结合康复医师的经验来制定一张运动处方。

运动处方是根据每个人的具体情况而制定的，是个体化的锻炼方案。在制定运动处方之前，体格检查是一个准确而专业的评估手段，其目的是获取患者在身体发育、功能水平以及疾病状况方面的基本情况，以便确定运动方式、运动强度以及运动时间等，这样制定的运动处方才更具科学性和个体化。

与药物处方一样，制定运动处方根据运动试验评估的结果，如安静心率、最高心率、血压和心电图、病变程度、肾功能状态以及相关症状，并参照运动试验方案实施过程中患者对训练的反应，以及再评定的结果，不断进行修订，最终制定出一个最佳、最安全、最适合自身体质状况的运动处方。

运动处方与药物处方的区别

运动处方	药物处方
运动内容	药物名称
运动量：运动强度×持续时间×锻炼频率	剂量/次　　次/日
注意事项	用药方法及注意事项

请看下面这个改善心肺功能的运动处方。

（1）运动方式：散步、慢跑、骑自行车、游泳等项目，更适宜较轻肾病合并冠心病的人。

（2）运动强度：建议从20%～30%最大心率（健康成人最大心率按220–实际年龄估算）这一运动强度开始提升，逐渐提高至最大心率的65%左右的运动强度。

（3）运动时间：15～20分钟/次，适应后逐渐增加运动时间。

（4）运动频率：每周运动3～5次。

（5）注意事项：在活动中出现气短、心绞痛、心律失常、头晕、恶心、面色苍白等不适，应及时停止运动并在下次运动时缩减运动时间。避免在饮酒和疲劳状态下进行运动。

第三节　运动方式有不同

· ·

经常光顾健身房的人会发现健身房有很多不同的训练内容：增肌减脂、有氧体操、柔韧训练、心肺耐力训练等。不同的运动类型，能量代谢方式不同，关注点和侧重点不同，因此产生的效果也不同。

1. 选择有氧运动还是无氧运动

生活中，我们经常见到的一些运动如果从能量代谢角度来讲，可以分为有氧运动和无氧运动两大类。

第一类，有氧运动。有氧运动具备3个特点：第一，通常强度不大，以中低强度为主；第二，可以持续比较长的时间；第三，它是身体的大肌群参与的有规律的运动。常见的快走、慢跑、游泳、骑车、爬山、跳操等都属于有氧运动。拿快走来说，它强度低，可以进行几十分钟甚至几小时，在快走过程中主要是氧气参与能量供应，所以属于有氧运动。有氧运动有助于提高心肺功能。所以，平时运动很少的话，想要运动，建议先从有氧运动开始，尤其先从走路开始，逐步提高心肺功能，然后再去尝试强度比较大的运动，这样不容易受伤。有氧运动还有助于燃烧脂肪，控制体重，抗衰老。长期坚持有氧运动能改善肺循环和体循环，增加体内血红蛋白的数量，提高机体清除血液中"坏"胆固醇的能力，防止动脉硬化，降低高血压病、高脂血症及心脑血管疾病的发病率，又可以强化心肌功能，提高运动后心脏的恢复水平，提高自我调整能力。

第二类，无氧运动。它的特点是强度比较大，持续时间短，能量代谢是非需氧模式，直接分解肌肉内的糖原。通常的各种器械训练、俯卧撑、卷腹、快跑等都属于无氧运动。比如200米的冲刺跑，强度大，可能只能持续十几秒或者几十秒；比如练习上肢力量的俯卧撑，可能也只能做几个或十几个，无法像走路、慢跑那样可以持续几十分钟甚至几个小时。无氧运动对增肌塑形是比较有帮助的。

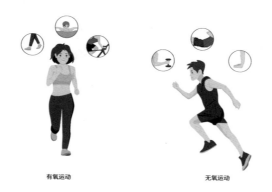

有氧运动　　　　　　　　　　无氧运动

好的运动方案是把这两类运动结合起来。这两类运动不一定要同时有，但是一周内建议都要包括，比如有几天是做有氧运动，有几天是做无氧运动，或者同一次训练各做一部分。对于运动疗法中有氧运动和无氧运动的设计，一定是根据身体状况安排的，有氧运动是基础，无氧运动合理搭配。

2. 不同运动需要不同体能

体能是通过力量、速度、耐力、协调、柔韧、灵敏等运动素质表现出来的人体运动能力。体能水平的高低与人体的形态学特征以及人体的功能特征密切相关。人体的形态学特征是其体能的结构性基础，人体的功能特征是其体能的生物功能性基础。

体能包括六个要素。

（1）力量：肌肉抗阻运动的能力。

（2）速度：肢体、躯干在移动时的速率。

（3）耐力：进行某活动的耐久能力，与心肺功能密切相关。

（4）协调性：在运动过程中，调节与综合身体各个部分动作的能力。

（5）柔韧性：关节和关节系统的活动范围。

（6）敏捷性：大小肌肉群的可操作性与协调性。

因此，我们可以通过不同的运动方式或项目进行针对性的训练，比如通过哑铃进行无氧训练可以有效提高上肢的肌肉力量；通过慢跑进行有氧训练可以提高心肺功能。对于慢性肾病患者来说，既要关注因卧床休息造成的肌肉力量下降问题，也需要关注通过有氧运动来改善心血管、呼吸和免疫功能的问题。

第四节　运动强度有标准

很多肾病患者想要运动却又有所顾虑，运动不当会加重病情，那样就得不偿失了。这样的想法也不无道理，运动也是一把双刃剑，高强度运动会导致或加重肾脏损伤，但低强度和慢性运动对肾脏的康复是有利的。肾病患者们在运动时，把握好运动的强度和时间非常关键。

1. 适度运动，量力而行

总体来讲，低强度运动比较适宜长期不运动的肾病患者、老年肾病患者、有明显并发症、合并有心脑血管病及透析肾病患者作为初始运动选择。中等强度运动更适宜年轻肾病患者无明显合并症的初始运动和已经耐受低强度运动的肾病患者。高强度运动是不适合肾病患者选择的。肾病患者们一定要根据自己的病情、身体耐受情况，循序渐进，从自己能耐受的低强度运动开始逐步调整运动强度。

2. 如何确定适合自己的运动强度

运动强度的大小一般用一个叫作"最大摄氧量"的专业指标来衡量，但在实际运动中，因为心率与其成正相关，故可用测心率来代替。在锻炼时，心率可用脉搏数来代替，因为正常人的心率和脉搏数相等。测定时间最好在锻炼前（安静时）、锻炼中和锻炼后进行，以便比较。每次需测1分钟的脉搏数（测10秒钟的脉搏数乘6即可）。

$$适度的运动脉搏率 = （220 - 年龄）×（0.5 - 0.7）$$

举例：一位50岁肾病患者的最大脉搏为每分钟170次（220—50），则他运动时的脉搏应控制在85次（170×0.5）至119次（170×0.7），便是适度的。

需要注意的是，按心率确定运动强度，还要注意观察运动结束后的心率恢复的时间。在正常情况下，小运动量锻炼在休息5～10分钟后可恢复安静脉搏数，且不出现疲乏感；中等运动量是在休息30～60分钟后可恢复到安静脉搏数，且没有任何不良反应，体力充沛、精神饱满；大运动量锻炼在运动结束后数小时还不能恢复，且身体疲乏感明显。通过观察运动结束后心率恢复的时间，也可以明确自己的运动强度是否合适。

3. 运动强度的自我测评

为了避免运动过度导致不良后果，肾病患者们可以通过自身的喘息程度及疲劳感进行把控。如果锻炼后感到全身舒适、精力充沛、食欲增加、睡眠改善，或虽有疲劳感，但经过一夜的休息后，疲劳即消失，不影响正常工作、学习，说明运动量大小适宜。反之，如果锻炼中出现头晕、恶心、胸闷、气喘、四肢无力等，锻炼后明显肌肉酸痛、全身无力、精神恍惚、萎靡不振、食欲减退等，说明运动量过大，应及时减量。

Borg主观疲劳感觉评分表

Borg计分	自我理解的用力程度
6	
7	非常非常轻
8	
9	很轻
10	
11	轻
12	
13	有点用力
14	
15	用力
16	
17	很用力
18	
19	非常非常用力
20	

注明：有氧运动的运动强度设定应控制自感劳累分级在12～13分范围。

Borg主观疲劳感觉评分表是目前公认的可以对维持血液透析肾病患者的

主观运动感觉进行评测的一种方法。此表按自我感觉分为6～20个等级，代表不同的运动强度，分值越高，运动强度越大。维持血液透析肾病患者的运动强度范围应设定在12～16分（但临床建议初始均在12～13分，患者感觉稍微有点累，但又可以轻松地与人交谈，没有精疲力竭的状态）。

4. 如何判断自己的运动效果

再为大家介绍另一种用脉搏来判断自己的运动量是否适度的简单而准确的方法。坚持每天早晨起床前测安静时的脉搏并记录下来（次/分）。如果锻炼后的第二天早晨，脉搏已经恢复到前一天的次数，说明反应正常，身体能适应这样的运动量；如果脉搏比以前多12次以上，说明前一天的运动量大了些，身体功能尚未恢复，那么当日计划的运动量就应适当减少。如果同时身体还感到某些不适，如出虚汗、食欲不振、睡眠不好等，可以休息（不锻炼）一天。如果脉搏只略微增加，一分钟比以前多12次以下，可以再按以前的运动量坚持一下。往往坚持之后，身体状态会"再上一层楼"，脉搏会恢复到以前的水平，甚至比以前还低。脉搏次数通过运动而逐渐减少是机体心肺功能提高的一种表现。

第五节　时间频率应有度

健康人完成一次运动，花费时间的合理范围在15～120分钟。每次运动的时间要依个人具体情况来掌握，并要和运动强度相搭配，可以根据不同目的设计不同的运动时间，比如减脂训练，一次运动时间在30~60分钟，过长时间的运动会对肾脏功能造成较大压力，主要是因为代谢产物对肾功能的影响，尤其是肌肉的急性代谢性损伤。

1. 选择适宜的运动时长

一般来说，运动强度相同时，体质好的人运动时间宜持续长些，体质弱的人运动时间则应短些。每天锻炼的时间，可根据自身的实际情况安排在早晨、下午或晚上，但不宜安排在睡前。

建议肾病患者初次的运动时间以不超过15分钟为宜，若适应良好，则保持此运动时间3~5天，之后再每次增加3~5分钟，最多不超过30分钟。轻症的肾病患者可以适当增加运动时间，同时应适时进行尿液化验和肾功能检查，进行专业的医学监测。

2. 设定适宜的运动频率

运动频率就是每天或每周运动的次数。通常情况，每天或隔天运动一次较为合适。如果是有氧运动，每周锻炼3~5次即可达到健身目的，但也需要根据运动量的大小而定。运动量较大时，休息间隔时间稍长些。运动后机体需要充分的休息和充足的能量及多种营养素的补充。两次运动之间的间隔时间是身体有效恢复的黄金时间，不可带着疲劳运动，更不能过度运动。

有些肾病患者比较着急，一旦开始运动计划，希望尽快、超额完成，但往往会事与愿违。运动健身有着自身的科学规律，如果不遵循，就会引发各种问题，比如运动性损伤、运动性血尿、运动性眩晕、运动性哮喘，等等。

3. 出现运动性疲劳怎么办

如果运动负荷比较大，超出了身体所能承受的最大范围，就可能出现运动性疲劳，这属于正常的生理现象，虽然不会对生命造成威胁，但是大家也不能掉以轻心，如果没有及时作出调整就很容易让自己的运动能力下降，甚至出现器官损伤问题。

消除运动性疲劳的方法还是比较多的。首先，运动过后，要好好休息，保证良好的睡眠，让身体处在一个完全放松的状态，从而缓解疲劳。还可进行适当的按摩（如气压按摩、水力按摩），按摩可以消除肌肉疲劳和僵硬的感觉，加快血液循环，减轻心脏负荷，身体恢复的速度就可以更快。此外，还可以在医生的指导下补充维生素，比如复合B族维生素、维生素C、维生素E等，维生素作为微量营养素，参与调节人体多种生理和代谢活动，对体能的恢复十分有益。

出现运动性疲劳后

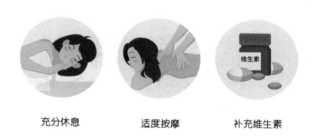

充分休息　　　　适度按摩　　　　补充维生素

第六节　运动处方要遵循

由于每位肾病患者的疾病诊断不同，症状表现有差异，体能不同，心理素质有别，对运动锻炼的反应强弱各异，所以，都应在临床功能检查和运动实验评估的基础上分别确定适合自己的运动方式、运动时间和频率，也就是开具运动处方。本节将为各类肾病患者提供由专业的康复医师制定的运动处方，需要注意的是，以下处方只是示例，如果您是肾病患者，需要根据自身的病情做专业的个体化咨询。

糖尿病肾病的运动处方（举例）

姓名	李××	性别	男	年龄	58	日期	
临床疾病	糖尿病肾病						
功能检查结果	血肌酐205μmol/L、尿微量白蛋白在120mg/L、甘油三酯2.55mmol/L						
运动实验结果	最大摄氧量18ml/kg						
运动目的	①调节糖代谢 ②改善脂代谢 ③逐步提高运动能力并无心率异常及呼吸功能问题						
运动方式	有氧运动（可选：步行、慢跑、太极拳、游泳） 肌肉力量练习（靠墙静蹲、哑铃、沙袋和拉力器等轻器械）						
运动强度	运动中心率（脉搏）控制在约110次/分钟						
运动时间	有氧运动：15~20分钟 力量训练：8~10次每个动作/组，3~5组/次，2次/日						
运动频率	每周3~5次，力量训练每天1次						
注意事项	①合理安排运动疗法、饮食控制和药物的使用 ②加强血糖、血脂、肾功能的监测 ③运动锻炼和体育活动适当，不能过度劳累 ④在相关专业人员指导下运动 ⑤尽早进行规律性的运动						

慢性肾炎的运动处方（举例）

姓名	刘××	性别	男	年龄	62	日期	
临床疾病	慢性肾小球肾炎						
功能检查结果	尿红细胞3~5/HP、尿微量白蛋白在140mg/L、血肌酐70μmol/L						
运动实验结果	最大摄氧量14ml/kg，无心率异常及呼吸功能问题						
运动目的	①改善水肿，保持体力 ②低强度抗阻，改善高血压						
运动方式	①有氧运动（可选：步行、慢跑、太极拳） ②肌肉力量练习（靠墙静蹲、哑铃、沙袋和拉力器等轻器械）						
运动强度	心率控制在约100次/分钟						
运动时间	30~60分钟						
运动频率	每周3次，平均两天1次						
注意事项	①合理安排运动疗法、饮食控制和药物的使用 ②注意运动前后尿红细胞、微量蛋白和血肌酐的监测 ③每次运动锻炼和体育活动适量，以微出汗为准 ④规律性地运动，每周总体不能过量						

肾病综合征的运动处方（举例）

姓名	赵××	性别	男	年龄	57	日期	
临床疾病	肾病综合征						
功能检查结果	尿白蛋白4.0g/L、血浆白蛋白25g/L、甘油三酯2.37mmol/L						
运动实验结果	最大摄氧量16ml/kg，无心率异常及呼吸功能问题						
运动目的	①改善脂代谢，降低血脂 ②提高血蛋白浓度，增强抵抗力						
运动方式	①低强度有氧运动（可选：步行、慢跑、太极拳） ②肌肉力量练习（靠墙静蹲、哑铃、沙袋和拉力器等轻器械）						
运动强度	心率控制在约110次/分钟						

续表

姓名	赵××	性别	男	年龄	57	日期	
运动时间	15～20分钟						
运动频率	每周3次，可适量增加运动次数						
注意事项	①合理安排运动疗法、饮食控制和药物的使用 ②加强尿蛋白、血浆白蛋白等指标的监测，预防运动性水肿 ③每次运动锻炼和体育活动适量，以微出汗为准 ④规律性地运动，运动前后注意热身						

高血压肾病的运动处方（举例）

姓名	王××	性别	男	年龄	64	日期	
临床疾病	高血压肾病						
功能检查结果	血肌酐231μmol/L、血压120/90mmHg、双下肢水肿						
运动实验结果	最大摄氧量15ml/kg，低强度运动舒张压平稳，中强度升高明显						
运动目的	①调节肌酐代谢，改善体质 ②药物结合抗阻训练控制血压						
运动方式	①低强度有氧运动（可选：步行、太极拳） ②肌肉力量练习（弹力带、哑铃、沙袋等轻器械）						
运动强度	心率控制在约110次/分钟						
运动时间	15～20分钟						
运动频率	每周3次，依据血压状况与自身感觉进行调整，不适需咨询专业医生或及时就医						
注意事项	①合理控制饮食，规范药物使用，血压过高或不稳则避免运动 ②加强血压、肾功能的监测 ③运动锻炼和体育活动适当，务必将血压保持在合理范围内 ④循序渐进，运动前后注意热身						

痛风性肾病的运动处方（举例）

姓名	吕××	性别	男	年龄	47	日期	
临床疾病	痛风性肾病						
功能检查结果	血尿酸437μmol/L，无心率异常及呼吸功能问题						
运动实验结果	最大摄氧量21ml/kg						
运动目的	①加速尿酸排泄 ②提高代谢能力 ③控制体重						
运动方式	①中等强度有氧运动（可选：步行、太极拳、慢跑、游泳等） ②肌肉力量练习（哑铃、沙袋、划船机等中等强度抗阻训练）						
运动强度	心率控制在约140次/分钟						
运动时间	20~30分钟						
运动频率	每周3~5次						
注意事项	①合理安排运动疗法，控制高嘌呤饮食，注意药物的使用 ②加强血尿酸的监测 ③运动锻炼和体育活动适当 ④循序渐进，运动前后注意热身，预防运动损伤						

透析或肾移植术后患者的运动处方（举例）

姓名	李××	性别	男	年龄	61	日期	
临床疾病	肾功能衰竭						
功能检查结果	血肌酐211μmol/L、24h尿量90ml、血钾5.8mmol/L						
运动实验结果	最大摄氧量17ml/kg，患者乏力明显，不易进行中等及以上强度运动						
运动目的	①减缓肾功能衰竭进度 ②维持现有肾功能 ③提高体质						
运动方式	①低强度有氧运动（可选：步行、低强度太极拳） ②肌肉力量练习（站桩及弹力带抗阻运动）						
运动强度	心率控制在约90次/分钟						

续表

姓名	李××	性别	男	年龄	61	日期	
运动时间	低强度运动5分钟/每组，3～4组，间歇运动，以不心慌、不气喘为准						
运动频率	每天1次，疲劳则休息						
注意事项	①合理安排运动疗法、饮食控制和药物的使用 ②加强血糖、血脂及肾功能的监测 ③运动中注意运动损伤防护，心慌出汗则应立刻停止并联系医学急救人员						

有研究表明，慢性肾脏病3—5期患者如果长期缺乏运动，运动能力减弱，体力活动减少，其肾功能下降的风险会增加，而适当的运动可降低肾损害。因此，对于广大肾病患者来说，合理运动会改善体力活动的能力，调节不良情绪和心理状态，大家根据自己的实际情况运动起来吧。

第七节　注意事项需谨记

了解运动中可能出现的损伤以及运动相关的疾病对肾病患者进行运动康复至关重要。通常情况下，肾病患者们对运动引起损伤的认识不足，容易放松警惕，不做准备活动或准备活动不充分，使得身体未能进入运动前最佳状态，或者是准备活动的量过大，身体在进入正式运动前就已感到疲劳。诸多原因使得运动没有达到理想的效果，反而造成不良后果。

对于肾病患者来说，进行康复运动时，从小运动量开始，从简单的动作开始，从局部肢体活动开始，使机体在康复运动的过程中逐步适应、逐步提高，切不可操之过急，以防出现运动性伤害。

1. 运动损伤有哪些

常见的运动损伤包括肌肉肌腱损伤、滑囊损伤、关节损伤和韧带损伤、骨折、关节脱位、内脏损伤、脑震荡、神经损伤等。如果按损伤病程来分，又可有急性损伤和慢性损伤。当然，肾病患者们不会去做剧烈运动和极限运动，出现急性运动损伤的概率比较小，最有可能出现的就是一些慢性微小损伤。

2. 如何预防运动损伤

在运动前，做好准备活动很关键，通过适当的准备活动可以提高中枢神经系统的兴奋性，加强各器官系统之间的协调运行，增强肌肉弹性，提高运动能力。培养自我保护能力，在出现意外情况时知道如何处理，避免因惊慌失措或缺乏自我保护意识造成运动性损伤。避免进行技术性强的运动，防止因技术动作的不正确，使局部受力过大或身体失去平衡或控制而造成损伤。

合理安排体育锻炼计划。体育锻炼的运动负荷过大会造成身体过于疲劳，长期局部运动负担过重或未能根据身体状态及时调整锻炼计划都会造成运动性损伤。

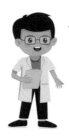

如何预防运动性损伤？

☐ 运动前做好准备活动

☐ 合理安排运动方式、运动强度和运动时间

☐ 避免进行技术性强的运动

☐ 合理安排运动场地和运动器材

☐ 必要时在医学监测下进行运动

运动场地狭窄、不平整，有行人及车辆过往，器械安装不牢固，位置不恰当，运动时服装或鞋不合适，气温或光线不良，这些都可能造成运动伤害。所以，在进行体育活动时要合理安排场地、器材、时间，避免发生意外事故。

3. 运动性疾病有哪些

运动负荷过大、体育卫生知识缺乏、自我保健意识不强等多种因素，可能会导致运动者运动时出现体内功能紊乱所造成的疾病或症状。常见的有过度紧张、昏厥、低血糖、运动中腹痛、肌肉痉挛、中暑、游泳性中耳炎、运动性贫血、运动性哮喘、肌肉延迟性疼痛等。

广大肾病患者常常进行的是中、低强度的运动，跟普通健身群体和体育爱好者出现的情况不同，最常见的就是运动性低血糖和肌肉延迟性疼痛。

4. 出现运动性疾病怎么办

（1）运动性低血糖。长时间进行剧烈运动使体内葡萄糖大量消耗而减少，或者在运动前或运动时饥饿，导致体内肝糖原储备不足，又不能及时补充血糖的消耗，以及补充糖过多、精神过于紧张或患病（如胰岛疾病、严重肝脏疾病），引起中枢神经系统调节糖代谢的功能紊乱，胰岛素分泌量增加等，是造成运动时低血糖症状的重要原因。出现低血糖后，运动者会有强烈的饥饿感、疲乏无力、心慌、头晕、面色苍白、出冷汗。这时，运动者可以尽快进食一些含单糖比较高并且好吸收的食物，比如香蕉、葡萄、含糖饮料，并且尽量平卧、保暖，短时间后症状就能消失。低血糖的预防也非常简单，在准备运动前，如果已经有饥饿感，可以提前半小时进食少量固体含糖食物，补充身体糖原储备。

（2）肌肉延迟性疼痛。在一次活动量较大的锻炼后，或是隔了较长时间未锻炼，刚开始锻炼之后，运动者常常会出现肌肉酸痛，这种酸痛不是发生在运动中或运动后即刻，而是发生在运动结束1～2天之后。这是由身体里乳酸堆积造成的，可以通过热敷来促进血液循环，帮助乳酸代谢。此外，按摩也可以使肌肉放松，促进肌肉血液循环，有助于损伤的修复及痉挛的缓解。在准备活动时，注意对即将练习的负荷重的局部肌肉进行充分活动，并且在锻炼时避免长时间集中练习身体某一部位，可预防肌肉延迟性疼痛。

对于各位肾病患者来说，只有对运动风险有正确的认识，运动时加以重视，每次运动时控制好运动强度和时间，养成正确、合理的运动习惯，坚持科学的运动原则，才能最大程度地避免运动风险，享受运动康复的益处。

第八节 特别推荐八段锦

八段锦是一种历史悠久、简单易学的传统运动疗法。八段锦，顾名思义，一共分为八个节段，有八套动作，每个动作都能调动身体的不同部位，对相应脏腑都有针对性的康复作用。中医认为，八段锦柔筋健骨、养气壮力，具有行气活血、协调五脏六腑之功效，现代研究也表明传统运动疗法可有效改善生理、病理、心理状态。

八段锦这一传统健身术柔和缓慢，圆活连贯，松紧结合，动静相兼，动作简单、好记好学，同时强度低，非常安全，特别适合慢性肾脏疾病患者用以康复训练。

肾病患者可根据自己的病情和体能，给自己安排不同量的八段锦运动，可以把它当作一种低强度的功能性体操。每次锻炼完毕，身上微微出汗，自觉浑身舒展，呼吸顺畅，心情愉悦最合适。如果略有疲劳，第二日能够消除，也可以接受。

在练习八段锦的过程中，可能会出汗，此时毛孔是完全张开状态，不管洗澡水是冷还是热，都很容易让寒冷进入体内，对身体免疫力不利。为了避免应激反应，一般建议在练完八段锦之后的半小时到一小时后再洗澡。另外，在刚练完八段锦时，血液多集中在肢体肌肉和呼吸系统等处，而消化器官血液相对较少，消化吸收能力差，立即吃饭容易引起胃肠功能的紊乱，出现呕吐、消化不良等情况。因此，运动后需要半小时到一小时调整，消化功能逐渐恢复正常后，方可进食。

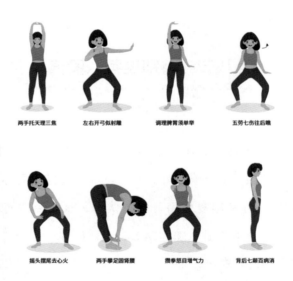

两手托天理三焦　　左右开弓似射雕　　调理脾胃须单举　　五劳七伤往后瞧

摇头摆尾去心火　　两手攀足固肾腰　　攒拳怒目增气力　　背后七颠百病消

附：八段锦疗法

起势：练功先练腿，左脚开立，与肩同宽，微微下蹲，两掌呈半圆抱于腹前。接着调息：吸呼几次，使身心平顺。国体版每个招式复原基本是这个站桩姿势。

第一式：两手托天理三焦

【做法】

两掌五指分开，腹前交叉，双腿伸直，两掌上托于胸前，内旋向上托起，掌心向上，抬头目视，然后手掌撑起稳住片刻，目视前方。膝关节微屈，两臂下落，两掌心向上捧于腹前。这样一上一下为1次，共做6次。

【做功要点】

一定要掌根用力上撑，配合着百会上领，身体气机就能往上升。同时手臂上托基本是平行于耳朵位置，使后背形成一个夹脊的动作，就是做到位了。

"两手托天"是往上提拉胸腹、拔伸腰背，这样系挂于脊柱和三焦上的五脏六腑都被提拉起来了，三焦通畅，祛除雨水天气的寒湿浊气。

同时夹脊的动作也挤压到了颈后肩井穴和后背的膏肓穴，整条督脉都会感觉热乎乎的，因为阳气被瞬间提起来了。

第二式：左右开弓似射雕

【做法】

1. 左脚向左开步，两掌向上交叉于胸前。两腿马步，就像左右开弓射箭一样，右掌拉至右胸前，左掌呈八字掌（大拇指和食指呈八字，其余三指曲后）向左推出，把弓拉到最圆，眼光盯着指尖。

2. 重心右移，右手划弧，左脚回收，两掌捧于腹前并步站立。然后反方向来1次，共做3次。

【做功要点】

左右开弓不光能宣开整个僵硬的肩背，拉到最圆的时候食指指尖会微微发麻，这里是手阳明大肠经的起穴商阳穴，也抻拉了循行于肩颈和整条手臂的大肠经，这个功法对于便秘腹胀的人很有用。

第三式：调理脾胃须单举

【做法】

左手掌根上撑，上举至头左上方，右掌根下按。然后左臂下落于腹前，一左一右做3次。

【做功要点】

撑天按地的时候力在掌根，指尖方向要相对，才能充分抻拉到大肠经。

两臂一松一紧地上下对拉，牵拉和按摩了脾胃，对消化吸收好。同时也抻拉了两胁肝胆，宣发肝气，常郁闷生气的人可以常做这个功法。

第四式：五劳七伤往后瞧

【做法】

两腿微屈挺膝，手臂于两侧伸直，掌心外旋向上，头尽量向后转，目视左斜后方，稍停。两臂内旋收回两侧，两腿微屈，目视前方。一左一右做3次。

【做功要点】

旋转颈部的幅度因人而异，不可为了追求最大活动范围，强忍疼痛过度扭转。双下肢向外侧撑，保持姿势稳定。

第五式：摇头摆尾去心火

【做法】

1. 右脚开步站立，两腿微屈，两掌经两侧上举，两腿半蹲为马步，两臂向双腿降落扶于膝关节上方。

2. 身体重心右移，俯身经过右脚面，重心放低，由尾闾带动上体向左旋转，经过左脚面。然后身体重心后移，上体后摇由右向左向前旋转，身体立起。一右一左做3次。

【做功要点】

尽量不要打折扣做，身体摇转时使脖颈和尾闾尽量对拉伸长，动作柔和连贯，速度缓慢。脖子全程不要硬着，下颌不刻意内收或扬起，使颈部肌肉尽量地放松伸长。如果费力就一右一左做两次，以后再慢慢增加次数。

经常上火、口腔溃疡、喉咙肿痛、爆痘的人多是虚火，头面飘虚火，中下焦常年寒湿，常做这个动作，可以把上飘的虚火拽回丹田，温暖肾水。

第六式：两手攀足固肾腰

【做法】

1. 两腿挺膝站立，两臂向前向上举起，掌心向前，目视前方。两臂屈肘，两掌心向下，按至胸前，然后两掌反穿至背后，沿着脊背向下摩运至臀部，同时上体前屈，两掌沿腿至脚面，两膝挺直，目视前下方。

2. 两掌前举上升，脊柱随之升起。一上一下为1次，共做6次。

【做功要点】

双手按摩腰背下肢后方时要稍微用力，因为按摩到的是全身第一大阳经——膀胱经，想要一身阳气就必须调动起这条经络。

向上挺身时需以臂带身一节节起来，这样才会充分抻拉到前后任督二脉，使阴阳都得到滋养。

第七式：攒拳怒目增气力

【做法】

左脚向左开步，脚蹬马步，两掌握拳于腰侧，大拇指在内，拳眼向上。左拳向前冲出，拳眼向上，怒目而视，左拳变掌，再旋腕握固成拳，收回腰处。一左一右做3次。

【做功要点】

这个功法细节挺多，比如外加脚趾略抓地，稳定支撑，握固冲拳，怒目圆睁的方法，能使肝气畅达，末梢气血周流，全身上下都有劲儿。

第八式：背后七颠百病消

【做法】

1. 两脚跟提起，头上顶，稍停，目视前方。两脚跟下落，轻震地面。一起一落为1次，共做7次。

2. 八段锦收式归拢：最后两掌合于腹前，呼吸均匀，周身放松。

【做功要点】

脚跟起落，练人体平衡。起的时候脚趾抓地，提肛收腹，让六腑气机处于紧张状态；下落的时候震动脊柱和督脉，在一起一落间，修炼平衡之术。

"背后七颠"是八段锦的收功，相当于引气归元，做完整套功法之后，重新梳理身体气机，不至于出现散乱。

提醒：初学的人动作还不熟练时，只要配合自然顺畅呼吸就好。不要刻意呼吸、大呼大吸，尽量不憋气，用腹式呼吸。随着动作打开和熟练，在动作里"找"呼吸，身体更能受用。

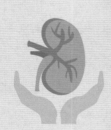

第九篇

"心旷肾怡"

如何构建积极乐观、坚韧的心理

西方有句谚语："健康的一半是心理健康，疾病的一半是心理疾病。"中医典籍《内经》中则有"百病始于心"的观点，实际上，作为机体内环境的一部分的心理和情绪不仅决定着我们的健康，还决定着我们的事业、家庭、人际和生活等方方面面。心理和情绪是机体内环境的一部分，长期情绪低沉、抑郁、焦虑、紧张，可造成机体内环境失调，使机体长期处于应激状态，同时刺激阈降低，交感神经处于紧张状态并伴有相应的体征，长期持续则使机体的免疫力降低。

　　肾脏疾病大多病程很长，病情复杂，加之一些药物的影响，肾病患者长期承受着常人无法想象的心理压力和精神煎熬，因此，他们也是心理疾病的极高危人群。面对肾病这一可能会终身相伴的疾病，积极乐观、从容坚韧的健康心理能让患者笑着走得更远。我们一起来了解下如何帮助肾病患者进行积极的心理调节，以最好的心理状态面对治疗和生活吧！

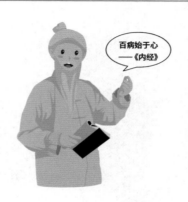

百病始于心
——《内经》

第一节　肾病患者的心理需求

和肾病患者聊天，一个明显的感受就是沉重、压抑，在他们的眼里和脸上看不到一丝阳光。由于毒素无法及时从体内清除，他们的面庞显得更加黯淡、苍老。得了肾脏疾病，很多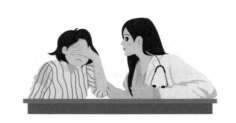人的人生从此发生了变化，他们常常感到无奈、无助、焦虑。想要改变这种状况，我们首先要了解肾病患者们有哪些心理需求，需要知道他们从心理学角度有哪些渴求和盼望。

1. 被尊重

所有人在患病期间都希望受到尊重，能得到医务人员及家属的重视，这样对身体康复有非常好的促进作用。当患者感到医护人员对自己非常尊重和关注，感受到家人对自己的关爱及心理支持时，就会增加疾病康复的信心，对未来生活充满希望与动力。

2. 安全感

安全感是最基本的需求，每位患者都希望能在安全的医疗环境中接受治疗，康复出院。从这样的角度来讲，医护人员及家属做出的任何决定都应该考虑到患者的感受，考虑他们是否感到不安和焦虑，即使是一项成熟的治疗手段及方法也应该详细地解释，争取得到他们的同意，打消他们的疑虑。此外，在肾病患者面前尽量不要小声讲话，更不能窃窃私语，以免增加其担忧及恐惧。

3. 及时沟通与交流

肾病患者们在接受治疗的过程中，尤其使用特殊药物（激素类或免疫抑制剂）时，常需要减少与外界的接触，如果不能与家人进行及时的沟通与交流，会加重他们的孤独与寂寞感，可能会导致病情加重。因此，医护人员及家属应多与肾病患者聊天，使他们尽可能多地掌握外界的新闻趣事，这样能很好地转移他们的注意力，使心态放轻松，从而提高治疗效果。

4. 被接纳和归属感

在慢性肾病漫长的治疗过程中，肾病患者会面临各种身心的折磨，如治疗药物对机体的刺激、疾病的复发及恶化、高额的医疗费用、家属的冷漠与嫌弃等，这些都难免让肾病患者产生不安、自卑、担心等心理，担心生命受到威胁，担心亲人远离。因此，肾病患者会更加渴望被接纳，被重视，强烈的渴望归属感。

5. 及时获得相关诊疗信息

肾病患者有权利与医生一起讨论治疗方案，协商并确定一个双方都能接受的诊疗计划。医护人员应该鼓励患者说出自己对疾病治疗的真实想法，评估他们的理解能力、反应能力和焦虑水平，了解患者对治疗效果、风险的感知能力，鼓励他们参与到治疗计划的实施当中。只有这样，肾病患者们才能安心治疗，从而加速康复的进程。

以上几种心理需求，都是肾病患者们心理反应的真实写照，需要医护人员和家属时刻提醒自己。对于一个健康人来说，尊严都是需要维护的，交流、沟通更是生活中不可缺少的事情，心理极其脆弱的肾病患者们更是如此。美国纽约东北部的撒拉纳克湖畔，镌刻着西方一位医生——特鲁多的名言："有时去治愈，常常去帮助，总是去安慰。"这段名言穿越时空，久久流传。它告诉我们，医护的职责不仅仅是治疗、治愈，更多的是帮助、安慰患者。

第二节 慢性肾病患者常见的心理问题

肾脏疾病大多起病隐匿，许多肾病患者知道自己的病情后觉得很突然，无法接受。肾脏疾病的病程大多很长，尤其是慢性肾脏病，会终生相伴，患者经受着长期的精神煎熬。据统计，我国有200万名尿毒症患者，但每年能完成的肾移植手术仅5000例。我国慢性肾脏病发病率达到10.8%，每9个人中就有一个患慢性肾脏病，而目前的透析患者数量则达到50万~60万。在这60万透析患者中，20.7%是20~44岁的青壮年，多数患者发病后被辞退失业，不再被社会接纳。肾病患者他们被划在一个特定的圈层里，孤独困顿，艰难落寞。因此，肾病患者是心理疾病的高发人群。以下这些心理问题严重困扰着他们的生活。

1. 认知的改变

许多肾病患者可能会出现认知的改变，比如感知觉异常，敏感性增强，记忆思维能力受损等。当肾病患者们出现以下症状时，应警惕认知的改变。

（1）记忆力变差。这是认知改变最常见的首发症状，早期可表现为记不起近期发生的事，丢三落四，说完就忘等。有时甚至连多年养成的生活习惯、爱好都会忘记，如做饭时的口味、平时的兴趣爱好等。

（2）语言障碍。有时连一些简单的词汇都不能自如地表达，例如：想使用刷子时，却说："请给我拿一支带毛的笔来。"

（3）判断能力下降。如：正处于冬天，却拿出夏天的衣服来穿。

（4）抽象思维能力障碍。分不清钱的面值，忘记数字代表的意义，如：付钱时应给1元，却执意要给10元。

2. 情绪的改变

（1）抑郁。表现为情绪低落，思维迟缓，意志活动减少；莫名其妙地不开心，不爱与人说话；烦躁，易激惹，脾气变大；做事易拖延；容易疲惫，反复失眠，食欲减退或暴饮暴食；悲观失望，自卑自责等。

（2）焦虑。莫名担心，对现实情况感到恐慌；紧张，坐卧不安，反复重复一个动作；不信任自己，严重怀疑自己或他人；莫名心烦；伴有心率加快，血压升高，出汗，胸闷等症状。

（3）愤怒。认为上天对自己不公平，愤世嫉俗；放大痛苦的感受；对治疗不顺利、病情的恶化极度抗拒；医患冲突加大，常可伴有攻击行为；对外会失去理智地发泄不满和怨恨；对内会进行自我惩罚、自我伤害等。

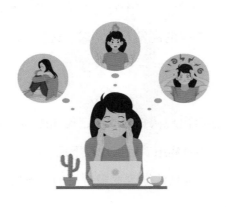

3. 意志行为的改变

（1）主动性降低，依赖性增加。本来可以轻松完成的事情，却抵抗去做，认为自己就应该休息，完全依赖他人，想引起家人及他人的重视。

（2）行为的退化。行为表现与年龄、社会角色不相称，显得幼稚。

疾病对肾病患者的心理影响是无声的，也是深远的。因此，无论家属还是医护人员都要给予他们多一些心理关怀。当他们出现以上心理问题时，多一些包容与理解，多一分耐心和等待，必要时寻求专业的心理咨询师帮助，帮助他们尽快走出心理疾病的阴影。

第三节　慢性肾病患者的心理干预方法

许多肾病患者在疾病复发、药物不良反应、沉重的经济压力、家庭支持系统恶化等各种因素打击下，常常感到无助、焦虑、恐惧。这时，肾病患者们首先应该试着进行自我调节，积极的自我调整成功后，会感到内心充满力量，对今后的治疗也会更加有信心。即使无法进行自身调节，也无须惊慌、恐惧，建议肾病患者主动寻求专业心理医生的帮助。

希望下面的这些心理干预小技巧能够帮助正处于心理困扰的肾病患者们。

1. 常用的放松干预方法

（1）深呼吸放松。具体的做法：①选择一个舒适的坐姿，闭上双眼，注意用嘴还是用鼻呼吸以及呼吸的频率；②注意身体的肌肉群，尽量放松；

③选择用鼻吸气和嘴呼气，连续做几次平静而深长的呼吸；④深吸一口气(默数4下)，憋气(默数4下)，缓慢地用嘴呼气(默数8下)，自然呼吸几次之后，继续做深呼吸，如此反复进行10次以上。此种方法简单易行，对肾病患者们遇到的应激情况，特别是应对紧张、焦虑或面对别人的指责挑衅时颇为有效。

（2）凝神放松。具体的做法：静坐于一个安静的环境，反复默念一个词句，通过这一词句来集中自身的意念，从而达到放松的目的。此种方法每日两次，每次20分钟。研究资料显示，在凝神放松期间，耗氧量会减少20%，心输出量会减少30%，皮肤的阻抗则会急剧增加，紧张和焦虑的情绪会明显减轻，有助于防止应激对心理及生理功能的损害。

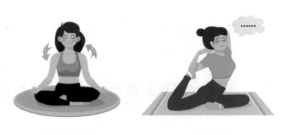

深呼吸放松法　　　　　　凝神放松法

2.脱敏干预疗法

（1）访谈。访谈是干预者与肾病患者面对面进行的恳谈。在恳谈当中，要让肾病患者详尽地描述他所体验到的焦虑、害怕的相关刺激，确定其焦虑、恐惧的对象以及恐惧发生的具体情境等相关因素。

（2）介绍。在访谈结束时，干预者应向肾病患者说明系统脱敏疗法的原理、过程及相关注意事项。同时要说明，整个过程中如有任何想法，可以随时提出。这样可使肾病患者感到被关心和帮助，从而增强接受干预的信心，并且主动积极地配合。

（3）放松。按上述一般放松疗法指导肾病患者进行放松训练。

（4）排表。在完成放松训练之后，干预者与肾病患者一起探讨令人感到焦虑或恐惧的情境，并根据焦虑或恐惧的程度高低，抽出若干情境作为焦虑事件，并把它们排成一个事件层级表。

（5）脱敏。实际脱敏有两种方式：想象脱敏和现实脱敏。想象脱敏是在干预室内靠想象再现焦虑情境，现实脱敏则是实地接触焦虑情境。现实脱敏效果比想象脱敏好，但由于条件限制(如那种情境不方便重现或受到道德规范的制约)，往往不易做到。在想象脱敏完成后，要求患者在现实情境中运用从想象脱敏中学到的反应来应对实际刺激，这一点非常有必要。

肾病患者除进行自我心理调节和干预外，如来医院就医，医护人员也应积极地为他们的心理健康贡献自己的力量。首先，医护人员应该是极富同情心、责任心、高度职业敏感性和职业道德的，通过深入的接触和敏锐的观察去发现肾病患者的实际困难和心理反应，运用解决相关心理问题的科学手段、心理治疗的经验，来减轻他们的精神压力，及时识别和处理心理障碍，解决他们的心理难题，消除心理困扰。

具体来讲，医护人员对肾病患者们要做到"主动倾听、感同身受、提出要求、理解需要、表明关心"。

（1）主动倾听——我能帮您做些什么？

（2）感同身受——我能够感受您的痛苦，并有能力帮助到您！

（3）提出要求——如果您愿意，请按照我的要求去做！

（4）理解需要——您的实际需求是什么？

（5）表明关心——使用面部表情和手势来表明你的关心，如握手、轻拍肩膀、问候陪同肾病患者就诊的家属及朋友。

不论肾病患者们的病程有多长，心理困惑有多大，通过积极的自我调节及医务人员的共同努力，一定可以走出心理阴霾，重获心理晴空。

第四节　血液透析患者常见的心理问题

血液透析是将肾病患者的血液与透析液同时引入透析器膜的两侧，通过半透膜清除血液中的代谢产物，纠正电解质和酸碱失衡并清除体内的多余水分。血液透析可以部分地替代肾脏功能，是目前广泛应用于尿毒症的治疗方法之一。此种透析方式最大的好处是可以在短时间内纠正酸中毒和心衰症状，对毒素的清除迅速而有效，而且所有操作都由医护人员完成，对肾病患者自身的要求不高，感染概率较小。但是血液透析对心功能、血液循环系统影响比较大，因为应用肝素抗凝会造成出血危险，再者，透析中可能发生高血压(与降压药被部分清除有一定关系)，尤其是短时间的快速脱水及毒素清除会引起循环系统的不稳定。此外，肾病患者们对机器及医护人员的依赖性较强，极大地限制了他们回归社会。

血液透析是以纠正肾病患者的一般生理指标为目的，是一种带有创伤性的终身治疗。终末期肾病患者的心理问题从接受血液透析治疗的一开始就凸显了出来，且对他们的预后产生重大影响。随着透析龄越来越长，透析并发症随之增加，透析患者的心理问题也会越来越复杂。与透析有关的心理问题有抑郁、焦虑、恐惧，尤其是首次进行透析的肾病患者，他们往往表现出对透析成败的担忧以及透析对身体不良反应的恐惧。

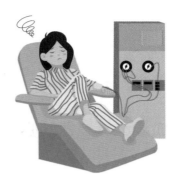

　　抑郁是肾病患者们血液透析生涯中最常见的心理问题，且同他们的死亡率密切相关。血液透析的肾病患者出现抑郁时，主要表现为：①抑郁、悲观；②自我评价的下降、自责、无用感，严重者自罪、自伤，更有甚者会萌生自杀之念；③睡眠障碍、食欲下降、性欲下降；④社交退缩，社交活动减少等。此外，在血液透析的肾病患者之中，性心理障碍也相当常见，有报道部分中年男性会发生阳痿。情绪反应、认知曲解及患病后家庭角色的改变为主要的心理影响因素，药物使用和激素分泌紊乱也是可能的发病原因。

　　除了上述症状外，还会有其他一系列症状，如情绪反应：怀疑、哭泣、否认、愤怒、震惊、孤独、悲伤等；心理反应：恐惧、绝望、求偿（社会报复）等。由于以上的反应而产生的心理困扰称为地位失落感、身心异常感、环境陌生感、疗效失望感。

　　虽然目前我国血液透析治疗技术在不断提高，透析龄可长达几年、十几年、几十年，但透析并发症、药物不良反应、创伤性操作及家庭支持的瓦解等，给肾病患者们带来一系列的心理问题。肾病患者们应积极面对并识别这些心理问题，主动自我调整或寻求专业心理医生的帮助，以促进更好的治疗与康复。

第五节　血液透析患者的心理干预方法

针对血液透析肾病患者在治疗过程中出现的不同程度的心理困扰，医护人员若事先能以适当的方式告知他们，并与他们共同商讨出现问题时如何积极有效地应对，将对肾病患者的治疗和康复产生积极的影响。

医护人员除了与肾病患者们建立良好的医患关系外，还可以进行支持性心理治疗。对血液透析患者应采用个体化的心理治疗方案，包括倾听，疏导患者的不良情绪，鼓励患者面对现实，适当地解释以消除疑虑。根据肾病患者们的自身状况，选择适宜的手段，帮助其树立积极的人生态度等，不断解除他们身心的困扰。

在规律的血液透析中，医护人员应尽量做到以下几点。

（1）给出清楚的服药说明和血液透析方案。为患者写下服药的剂量、饭前还是饭后吃及可能发生的不良反应等信息，或者向肾病患者的家庭成员介绍解释，制定规律的血液透析方案，让患者及家属提前安排好透析时间。

（2）在为患者解释病情和介绍治疗方案时，言语清晰并组织良好，避免使用医学术语。让他们"镜像反馈"你的陈述，以确定他们能够理解并完全清楚。

（3）保持透析室的干净整洁及安静，为肾病患者提供柔软、舒适的被褥，以提高舒适感。

（4）通过健康宣传栏、视频、面授等方式让肾病患者掌握终末期肾病的相关知识及自我护理的方法，告知肾病患者进行维持性血液透析治疗的过程及注意事项等。让临床经验丰富的医生负责解答他们的疑问，以增加他们的安全感。

（5）及时与肾病患者进行沟通与交流，分析其产生不良情绪的原因，对他们进行有针对性的引导，以疏解其不良情绪。当肾病患者们出现过激情绪及行为时，需表示理解并及时安抚，同时探究情绪的产生原因，针对原因对症下药，日后尽量避免影响肾病患者心理过激事件诱因的出现。

（6）密切观察肾病患者的行为，如有退化、倦怠、无趣等异常时，及时给予干预措施。

（7）在对肾病患者进行维持性血液透析治疗时，尽量对其进行一次就成功的穿刺操作，以减轻其痛苦。增加巡视肾病患者的次数，及时观察他们的情绪变化，经常询问其感受，以增加他们的安全感。也可让肾病患者观看视频，为他们播放喜剧、相声、小品等内容轻松、愉悦的节目，以转移其注意力，减轻他们的痛苦感。进行维持性血液透析治疗后，及时对肾病患者进行鼓励和安慰。

（8）为肾病患者们建立微信群。鼓励他们在微信群里畅所欲言，与其他肾病患者之间互相交流，互相鼓励。

（9）鼓励肾病患者进行力所能及的创作，培养他们的业余爱好，让他们体会生活的美好，加强他们战胜疾病的信心。

（10）指导肾病患者进行放松训练(如渐进性的肌肉放松训练或冥想训练等)。为肾病患者详细地讲解进行放松训练时的动作要领及注意事项，并亲自为他们示范。嘱咐肾病患者们在感觉有抑郁、焦虑、恐惧、紧张情绪时，随时进行放松训练。

（11）为肾病患者制定科学的运动方案。鼓励他们进行散步、打拳等有氧运动，频率为3～5次/周，以减少其不良情绪的发生。

血液透析治疗过程中的肾病患者始终承受着巨大的心理压力，也自然会出现不同程度的心理问题，但相信通过其自身强大的心理支撑和医护人员及家属的悉心呵护，他们一定能从容治疗，笑对生活。

第六节　腹膜透析患者常见的心理问题

腹膜透析是应用人体自身的腹膜作为透析膜进行的血液净化治疗。方法是：将透析液引入肾病患者的腹腔，血液中的毒素和多余水分通过腹膜的滤过功能，由进入腹腔中的透析液排出体外。腹膜透析最大的好处是透析过程接近肾脏滤过的生理过程，可以缓慢脱水、脱毒，还可以更好地控制血糖，减少血液透析引起的血管硬化、脂肪代谢变化，对心肺功能影响小，不存在抗凝出血的问题，可以保留残余的肾功能，有尿时间可以延长一些。但是，腹膜透析也会带来一系列的并发症，如腹腔感染引起的腹膜炎问题、腹透管堵塞、肠粘连甚至肠梗阻、蛋白质丢失等问题。

腹膜透析是可居家自行完成的透析治疗。对刚开始接受腹膜透析治疗的患者来说，必须在短时间内从一个医学知识匮乏的患者角色迅速转换为居家透析的自我治疗者角色。在腹膜透析的漫长治疗过程中，由于病痛、经济、就业压力及自身形象的改变，肾病患者们除了要承受机体的痛苦和生活的不便，还要面临家庭和社会关系的变化、经济负担的增加，这都会影响他们的心理健康，产生一系列的心理问题。

腹透肾病患者常见的心理问题和发生原因如下。

1. 恐惧

主要发生在腹膜透析的初始阶段。许多肾病患者对尿毒症疾病本身及腹膜透析治疗的认识尚不清晰，害怕疾病进展，恐惧死亡，害怕腹透置管手术，恐惧未来的治疗效果及对生活的影响，可表现为临近手术时的血压升高、呼吸加快、身体颤抖等。

2. 焦虑

可贯穿腹膜透析治疗的始终。在腹膜透析各阶段的并发症出现时表现尤为明显，如术后出血、治疗过程中反复的浮肿、高血压难以控制、感染等问题引起的焦虑担忧。另外，长期治疗带来的经济负担加重，生活能力下降，对未来的不确定性等导致慢性焦虑，可表现为烦躁不安，易怒，易与家人争吵，专注于自己的健康状况，甚至出现一系列躯体症状，如食欲下降，睡眠障碍，排便习惯改变等。

3. 抑郁

多发生在腹膜透析的后期阶段。腹膜透析治疗的效果欠佳、并发症的反复出现、家庭支持的减弱、社会关系的孤立等多方面压力长期作用的结果，导致肾病患者对治疗缺乏信心，对生活失去兴趣。可表现为情绪低落，少言寡语，社交活动减少，甚至产生放弃治疗或轻生的念头。

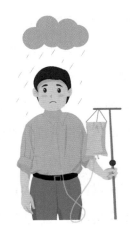

腹膜透析肾病患者在透析治疗的每个阶段，都会出现不同程度的心理问题，它们大多是与治疗及

操作密切相关的，很有特点。相信通过肾病患者、家属及医务人员的通力合作，可以顺利解决这些问题，以保证腹透治疗的依从性和有效性。

第七节　腹膜透析患者的心理干预方法

腹膜透析治疗是居家性质的一种治疗方式，合理的透析前教育是非常重要的。腹膜透析置管前医护人员可带领肾病患者参观腹透治疗室和培训室，观摩其他肾病患者透析换液的全过程，并可在模具上进行操作练习，使其对腹膜透析有初步地认识和了解，减轻他们对透析治疗的恐惧和焦虑，帮助他们逐步适应并配合治疗，多给予肾病患者正向的心理疏导和提高他们依从性的教育。

长期随访是腹膜透析治疗的重要环节，是保障肾病患者们长期腹膜透析质量的有效方法。负责随访的专职护士最好是相对固定的，最大程度地建立与患者长期良好的护患合作关系。根据肾病患者的情况制定合适的随访计划，早期应跟踪肾病患者居家透析的治疗操作、居家环境的适宜性，待他们逐渐适应后，应重点强化透析效果的观察及并发症的预防，加强长期腹透治疗的依从性管理，以保障他们的透析质量和生存质量。

在腹膜透析的治疗过程中，肾病患者的一系列心理问题如果未能及时进行正确的干预，可能进展为严重的心理疾病，影响治疗的依从性，加重躯体疾病的进展。适宜腹膜透析患者的心理干预方法有哪些呢？

1. 恐惧心理的肾病患者

医护人员应从肾病患者的角度出发，分析引起恐惧的原因，进行有针对性的心理干预。如果是对疾病的认识不够导致的恐惧，可采用通俗易懂的语言，耐心细致地为他们讲解疾病的相关知识，提高他们对疾病的认识水平，降低他们的恐惧感；如果是对手术存在的恐惧，应与他们进行充分的术前沟通及宣教，通过视频观摩手术的过程，增强他们对手术医生的信任感，在手术过程中护士及时安慰他们，分散他们的注意力，从而降低对手术的恐惧感；如对腹透操作有恐惧心理，可以组织观看其他肾病患者的操作演练，加强肾病患者们之间的交流。

2. 焦虑心理的肾病患者

首先，应努力建立起良好的医患信任关系，加强医患的沟通互动，医护人员积极了解肾病患者们的心理状态，善于倾听肾病患者及家属的心声，帮助他们认识自己的病情，分析目前的心理状态及产生的原因，增强战胜疾病的信心，指导他们进行放松训练和力所能及的活动锻炼。焦虑症状严重的肾病患者，可给予抗焦虑的药物治疗。

3. 抑郁心理的肾病患者

首先，尽可能地解除或减轻肾病患者们的疾病痛苦，改善患者的心理状态，鼓励他们学会倾诉和发泄不良情绪，并耐心倾听和开导他们，为肾病患者提供积极的心理支持。鼓励他们多参加社会活动，可定期组织肾病患者会，提高病友们之间的互动交流，解除他们的孤独感。另外，做好肾病患者家属的工作，让他们多给予陪伴、关心。

对于腹膜透析肾病患者的居家治疗，医护人员应重视对肾病患者的心理疏导，鼓励他们采用多种适合自己的方式来放松心情，同时需要家庭、社会多方面的参与。只有多方共同努力、共同付出关爱，患者的治疗效果和生活质量才会得到进一步提升。

第八节　肾病患者心理健康的表现

1948年，世界卫生组织把"健康"定义为："健康乃是一种生理、心理和社会适应能力都臻于完满的状态，而不仅仅是没有疾病和虚弱的状态。"对于健康，目前有10条公认的标准。

（1）有充沛的精力，能从容不迫地担负日常工作和生活，而不感到疲劳与紧张。

（2）态度积极，勇于承担责任，不论事情大小都从不挑剔。

（3）精神饱满，情绪稳定，善于休息，睡眠良好。

（4）能适应外界环境的各种变化，应变能力强。

（5）自我控制能力强，善于排除干扰。

（6）体重得当，身体匀称，站立时，头、肩、臂的位置协调。

（7）眼睛炯炯有神，善于观察，眼睑无发炎。

（8）牙齿清洁，无空洞，无痛感，无出血现象，齿龈颜色正常。

（9）头发有光泽，无头屑。

（10）肌肉和皮肤富有弹性，走路轻盈，有节奏感。

从上述的标准可以看出，健康的概念包含着生理健康、心理健康和适应社会三方面的内涵。

那怎样的状态才是"心理健康"呢？美国心理学家马斯洛和密特尔曼给出的心理健康标准如下。

（1）有足够的自我安全感。

（2）能充分地了解自己，并能对自己的能力做出适度的评价。

（3）生活理想切合实际。

（4）不脱离现实环境，与周围环境保持良好的接触。

（5）能保持人格的完整与和谐。

（6）具备从经验中学习的能力。

（7）能保持良好的人际关系。

（8）能适度地发泄情绪和控制情绪。

（9）在符合集体要求的前提下，能有限度地发挥自己的个性。

（10）在不违背社会规范的前提下，能恰当地满足个人基本的需要。

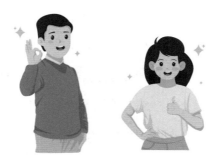

肾病患者虽然长期疾病缠身，各方面的压力接踵而至，但仍然不能放弃希望，要合理饮食，合理用药，适当地宣泄和控制不良情绪，保持身心的愉悦健康。如果自身心理调节困难，影响了正常的生活与工作，应尽早寻求家属及专业心理医生的帮助，不要让不良情绪及心理问题持续困扰而影响疾病的治疗与身体的康复。

第九节 生活中保持心理健康的建议

保持心理健康对肾脏病的治疗很重要，它有助于患者病情的稳定、药效的发挥和疗效的巩固。有效的心理调节不仅能够消除肾病患者的负面情绪，提高有效治疗的依从性，更是减轻肾病患者们心理压力、提高生存质量的有效措施。

肾病患者生活中保持心理健康的建议如下。

（1）保持乐观的情绪。热爱生活，热爱自己的工作。善于在生活中不断寻找乐趣，即使身体被慢性疾病缠绕也不应视为负担，而是带着情趣去做力所能及的事。比如生活中，做饭不断尝试新花样，享受烹饪带来的快乐；工作上，在不断创造、不断进取中实现自己的人生价值，感受成功的乐趣。

（2）善于识别与排除不良情绪。遇到不顺心的事或疾病复发引起焦虑、恐惧时，主动识别，找到合适的倾听者，把心中的烦恼或困惑及时讲出来，使消极情绪得以释放。

（3）经常帮助他人，尤其是与自己有同样疾病的病友们。助人为乐是一种高尚美德，不仅能使被帮助者感受到人间真情，也能使助人者感到助人后的快乐。所谓"赠人玫瑰，手留余香"，经常帮助他人，会使自己常常处在一种持久的快乐中。

（4）善待他人，心胸大度。以谅解、宽容、信任、友爱等积极态度与他人相处，更有可能得到快乐的情感体验。尤其是被人误解的时候，要保持宽容之心，待对方知晓真相后，会更加佩服你，信任、关心他人也有利于营造好的心境。

（5）培养广泛的兴趣爱好。比如收藏、体育、旅游、音乐等，全身心地投入其中，享受其间的乐趣，既可以陶冶情操，又能广泛地交友。在偶遇心境不佳时，这种兴趣爱好也能起到一定的纾解作用。

（6）保持一颗童心。随着年龄的增长，对很多事物都不感兴趣了，这样非常不利于自身的心理健康。如果能一直保持一颗童心，对任何事物都能充满好奇，学习和探索新的知识，会对身心健康大有裨益。

（7）培养幽默感。除了严肃、正式的场合，在与同事、朋友和家人聊天中，适当地运用幽默语言，对活跃气氛及融洽关系都非常有益。在一阵阵会心的笑声中，大家的心情都会变好。

（8）学会协调自身与社会的关系。要经常调整自己的意识与行为，不断适应社会规范，并不断学习，提高自身的适应力，从而减少因病带来的困惑与压力，保持心理的健康。

保持心理健康还有哪些小技巧呢？

（1）豁达法。应保持心胸宽阔，豁达大度，遇事不斤斤计较。平时要做到性格开朗、合群、坦诚、少些私心，知足常乐、笑口常开，这样会很少有愁闷与烦恼。

（2）松弛法。具体做法：被人激怒以后或十分烦恼时，迅速离开现场，做深呼吸动作，并配合肌肉的松弛训练，以意导气，逐渐入境，达到全身放松，同时摒除脑海中的一切杂念。

（3）节怒法。一种依靠高度的理智来克制愤怒暴发的方法。具体做法是可以在心中默默背诵名言"忍得一肚之气，能解百愁之忧""将相和、万事休"等。万一控制不住怒气，则应迅速离开现场，可以在亲人面前宣泄一番，在倾诉不平后尽快平静下来。

（4）平心法。尽量做到"淡泊名利""清心寡欲"，不为名利、金钱、权势困扰，看轻身外之物，同时培养适合自己的兴趣爱好，陶冶情操，丰富自己的精神生活。

（5）自脱法。经常参加一些有益于身心健康的社交活动与文体活动，广交朋友，促膝谈心，交流情感。劳逸结合，在工作学习之余，常到郊外游玩或去田间散步，欣赏大自然之美景，调节身心状态。

（6）心闲法。通过闲心、闲意、闲趣等意境来消除身心疲劳，克服心理障碍。

亲爱的肾病患者们，尽管你们疾病在身，但仍有明天可期，调整心态，从容面对。疾病已然存在，现在只不过是换一种方式继续生活。人生的每条道路都有独特的风景，而乐观的心态、积极的配合、开怀的笑声、从容的脚步、坚定的眼神、不放弃的努力就是这条道路上最美的风景。